Japanese Journal of Nursing
JJN SPECIAL

前・三重県立看護大学
理事長／学長

看護研究の進め方
論文の書き方

第2版

医学書院

はじめに

　看護研究は近年、著しい進歩が見られるようになりました。日常の臨床実践のなかで得られる新しい着想とアイデアを生かした看護研究が増加し、これらの看護研究は患者ケアや人々の健康の保持増進に大変有効です。

　応用科学としての看護学は、実証的な研究データを基に、着実に健康科学の一翼を担う重要な分野として社会的に認識されるようになりました。現代社会では、社会が看護学に期待するニーズは幅広く多様で高度な内容になっています。

　私たち看護職は、社会と国民から期待されるニーズを真摯に受けとめ、科学的基盤に基づいて自らの専門知識と技術を錬磨向上し、真の専門職（プロフェッショナル）として広く国民から信頼されるうえでも、研究活動は必須の専門基盤となるものです。

　本書は、一般に看護研究を行ううえで知っておくべき基礎的知識を全体的に網羅しています。若い看護学生にとってはテキストとして、また新しく看護研究を行う臨床ナースにとっては知識の整理と体系化に役立つような内容をめざしています。

　本書がこれら若いナースの方々が新しく看護研究に取り組むうえで一助となれば、誠に幸いです。

早川和生

執筆者一覧

▼編集・執筆

早川和生（前・三重県立看護大学・理事長／学長）

▼執筆（担当章順）

加藤憲司（神戸市看護大学看護学部・教授）

祖父江育子（広島大学大学院医歯薬保健学研究院統合健康科学部門・教授）

大野ゆう子（大阪大学大学院医学系研究科保健学専攻・教授）

笠原聡子（滋慶医療科学大学院大学医療管理学研究科・准教授）

東サトエ（前・宮崎大学医学部看護学科・教授）

白石裕子（国際医療福祉大学福岡看護学部看護学科・教授）

松田たみ子（茨城県立医療大学保健医療学部看護学科・教授）

本書の構成

本書では看護研究のステップを10段階で考え、砂時計にたとえました。各ステップの右端にはそれぞれの内容を解説した章を示しています。各章が研究のどの段階を解説しているのかを意識しながら読み進めていただきたいと思います。

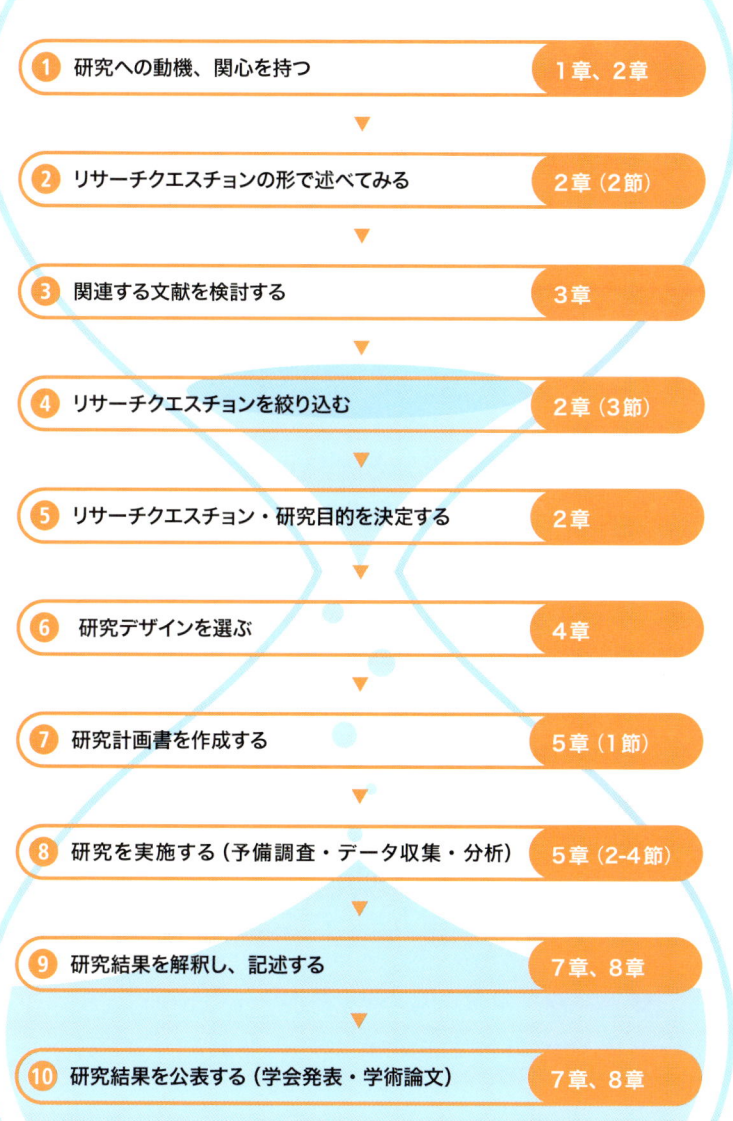

砂時計の上半分は、研究の準備段階です。看護研究が対象とする広範囲なものごとのなかから、徐々に研究テーマを絞り込んでいく様子をイメージしています。
研究とは準備段階が肝心で、慎重な準備がその成否を分けるのです。実際の研究にあたっては、この準備のプロセスを丁寧に進めるよう心がけてください。

砂時計の一番狭くなった部分のつなぎ目、扇で言えば要（かなめ）に相当するのが「リサーチクエスチョン・研究目的を決定する」「研究デザインを選ぶ」です。
この2つのステップは、研究を進めるにあたっての最重要ポイントです。

砂時計の下半分は、研究の実施段階から発表に至る過程を表しています。準備段階を経て決定した研究テーマに基づいて実際に研究を進め、その成果を口頭や文章で発表するまでの過程を示しています。
研究は調査などを実施して終了するのではなく、成果を社会に公表し還元する循環型の知的な営みであることを、本書を通じて理解してください。

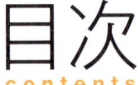

はじめに・執筆者一覧 ── ii
本書の構成 ── iii

第1章 ようこそ、看護研究のワンダーランドへ！　1

第1節 なぜ、看護研究をするのでしょうか ── 2
第2節 看護研究の歴史とさまざまな看護理論 ── 7
column 卒業研究と院内研究の意義 ── 12

第2章 研究全体の流れを知り、リサーチクエスチョンを決定する　15

第1節 研究全体の流れを知る ── 16
第2節 リサーチクエスチョンを立てる ── 19
第3節 リサーチクエスチョンを絞り込む ── 24

第3章 文献の探し方・検討の仕方　33

第1節 文献検討（検索）の目的 ── 34
第2節 文献の種類と活用方法 ── 37
第3節 文献検討の基本的な考え方 ── 39
　❶ 情報収集の視点で文献を読む
第4節 文献検討の基本的な考え方 ── 44
　❷ クリティークの視点で文献を読む
第5節 文献検索の進め方 ── 48
第6節 文献入手の方法と整理の仕方 ── 55
column 情報リテラシー ── 57

●ブックデザイン：
遠藤陽一・髙岩美智・金澤彩
（デザインワークショップジン）
●本文イラストレーション：
山口絵美
●編集協力：
川口達也、花井祥一

第4章 研究デザインと研究手法

第1節 研究デザインとは — 60
第2節 研究デザインの大分類 — 62
第3節 研究デザインの種類と選択 — 68
第4節 研究デザインと実施順序性 — 76
第5節 その他の研究デザイン — 79

第5章 具体的な研究の進め方

第1節 研究計画書の書き方 — 82
第2節 データ収集の仕方 — 89
column 面接法によるデータ収集と分析の方法 — 96

第3節 データの整理と分析 — 99
第4節 妥当性と信頼性 — 106
第5節 倫理的配慮 — 109

第6章 具体例で学ぶ研究のポイント

第1節 事例研究のポイント／レベルⅠの問い — 122
第2節 観察研究のポイント／レベルⅡの問い — 126
第3節 実験研究のポイント／レベルⅢの問い — 129
column よくある相談と回答 — 132

第7章 研究成果を発表する

- 第1節 研究成果を発表する意義——136
- 第2節 学会に参加しよう——139
- 第3節 研究成果の発表準備——143
- 第4節 効果的なプレゼンテーション——148

column 国際学会への参加、発表にチャレンジ！——154

第8章 研究成果を論文にまとめる

- 第1節 研究成果を論文にまとめる意義——156
- 第2節 伝わる文章、わかりやすい文体とは——159
- 第3節 研究論文の全体構成を考える——162
- 第4節 論文の書き方——165
- 第5節 図表作成の仕方——170

column グラフの種類と作成方法 ——172

- 第6節 論文の仕上げ——174
- 第7節 抄録の書き方——178
- 第8節 雑誌に投稿する——180

索引——183

第1章

ようこそ、看護研究の
ワンダーランドへ！

前・三重県立看護大学 理事長／学長
早川和生

第1章では、看護研究にこれから取り組もうとする皆さんに
研究とはどのようなことか、看護職がなぜ看護研究に取り組む必要があるのか
自分が研究したいテーマをどのようにして探し出せばよいのか、について解説します。
初学者の皆さんにとって、もしかすると看護研究とは少々面倒なもの、気が重いものかもしれません。
でも本来、研究とは新しい知の創出をめざす、とても心がわくわくするクリエイティブな活動なのです。
看護研究という知のワンダーランドの扉を一緒に開けてみましょう！

第1節　なぜ、看護研究をするのでしょうか
第2節　看護研究の歴史と
　　　　さまざまな看護理論
column　卒業研究と院内研究の意義

なぜ、看護研究をするのでしょうか

ようこそ、看護研究のワンダーランドへ！

　ようこそ!!　看護研究の世界にいらっしゃいました。
　看護学の領域には解明すべき"未知で、不思議で、楽しい"研究テーマが非常に数多く存在しています。特に、看護学の実践現場である看護臨床は、研究テーマの「宝の山」と呼んでも過言ではなく、新しい研究の対象とすべき種々の課題が無数に存在しているのです。
　私たち看護職が研究を行う場合、人間そのもの、人間が日々暮らしている毎日の生活環境やライフスタイル、そして社会全体が研究対象となります。このように**身近な研究テーマに焦点を当てて研究を行うケースがとても多いのが、看護研究の大きな特徴**です。

学問分野の階層性と看護学の位置づけ、役割

　さて、看護学は自然科学や人文科学や社会科学などとても数多い学問分野のなかでどのような位置を担っているのでしょうか。
　一般に**学問には階層性がある**ということをご存知でしょうか。これは研究にかかわる者にとって、基本的な点であるにもかかわらず、あまり知られていないことですが、これから看護研究に取り組もうとする皆さんには、ぜひ知っておいていただきたい事柄です。
　数多く、そして幅広く存在する学問分野のなかで、基底となる重要な基盤分野は数学です。"数学は神の言葉である"と言われることもあるほどです。
　この数学は古代ギリシャ時代より発達し始めました。数学を基盤にして物理学や天文学、化学などの基盤分野も発達しました。そしてこれらの発達のうえに生物学が発達してきました。さらには、生物学が発達したことにより、医学全体の進歩が大きく成り立ってきたのです。
　医学は非常に幅広い学問分野であり、精神医学や解剖学、生理学、生化学などの基

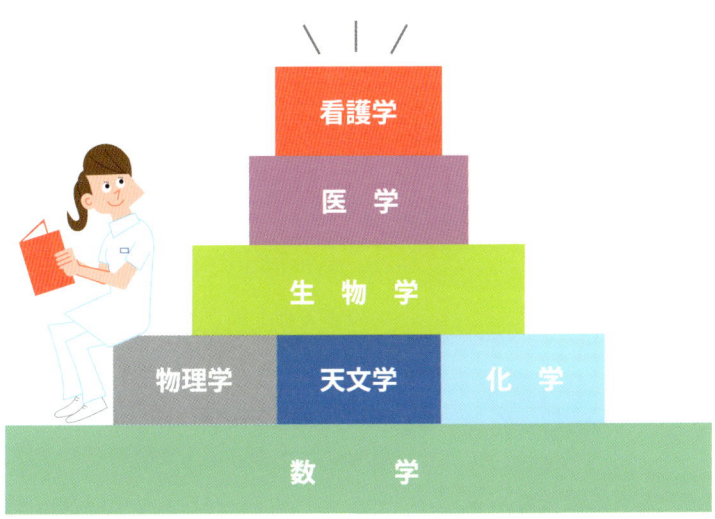

礎分野を含めて多様な分野を発達させてきました。そして医学の発達を基盤にして心理学、看護学、人類学などの分野がさらに上層の分野として発達してきています。

このように階層性を伴う学問分野では、下の階層の学問分野で大きな発見や進展が新たに生じると、この上の階層の学問分野にも影響を与えて、同様に大幅な進展や変化がみられます。つまり、**学問分野は互いに影響し合いながら、進歩発展していると**言えます。

看護学は上位に存在する学問分野ですので、常に基盤となる下の階層の学問分野の新しい進展情報を取り込むことで、さらなる発展を達成することができるのです。

研究の定義と目的

では"研究"とは、そもそもどのようなことを意味しているのでしょうか。一緒に考えてみましょう。

『広辞苑』によると、一般的な研究の定義は「よく調べて真理をきわめること」だそうです。真理とは、普遍的で妥当性のある法則や事実のことです。つまり私たちは研究を通じて普遍性や妥当性のある方法や理論を探求していきます。

人類の歴史上、もっともすぐれた研究者の1人としてレオナルド・ダ・ヴィンチがよく知られています。彼は科学者としてだけでなく、芸術家としても大活躍しました。彼の有名な言葉に「師を凌駕せざるものは哀れなるかな」というものがあります。この言葉は、教えを受けた先人たちを乗り越えて新たな境地を切り開くこと、すなわち研究を行うことの重要性を示しています。

研究の道のりにおいては、それまで信じられ、定説とされてきた事柄を打ち破り、

新しい説、理論を打ち立てることに大きな価値が置かれます。研究に取り組むからには、ときにはみずからの師匠、先生に立ち向かって"知的謀反（むほん）"を起こすような気概をもつことも大切です。研究とはそれほどチャレンジングなものなのです。

なぜ、看護研究をするのでしょうか

次に、看護研究に取り組むこと、その価値とはどのようなものかを考えてみましょう。

前述したように、看護学が対象とする研究テーマは幅広く、多岐にわたるものです。

そして、その研究成果は、私たち看護職がかかわる臨床実践分野や、医療・保健・行政分野、そして看護教育や看護管理を大きく進歩、発展させるパワーの源泉となるものであり、未来の看護学の発展に向けた新しいイノベーションを先導するものです。

また、看護研究は他分野の研究と同様に、新しい「知」を創出し、プロデュースする創造的な活動です。**看護研究を実践することで私たち看護職は「知」の消費者（consumer）ではなく、新しい「知」の生産者（producer）に変身する**のです。

こうした活動を通じて私たちは、先達が長年にわたり築き上げてきた知識体系の基盤のうえに、さらに新しく研究で得られた知識を加えることが可能となります。

すぐれた看護研究を実践することにより、私たちは過去には誰も到達したことのない新しい知的境地に達することが可能で、研究の成果として新しい知見を得たときには心の奥底から感動と興奮を覚えることができるでしょう。こうした感動と興奮を一度でも味わうと、研究することの喜びを強く実感することができます。

過去の人類の歴史を振り返ってみると、人間は古来から、新しいものを創り上げる活動を、意欲的に実践、継続してきた歴史を有していることがわかります。

数多くの看護学を志す読者の方々が、看護研究に取り組むことを通じて、新しい知

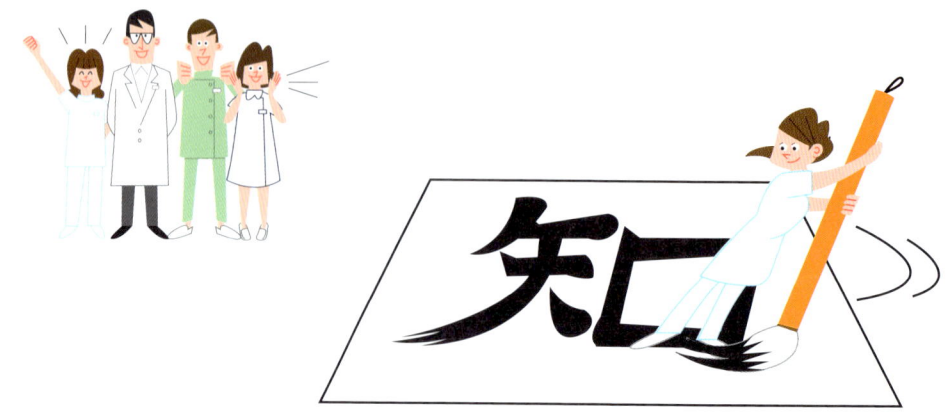

のワンダーランドへ一歩踏み込み、知的感動を体験していただけることを念願しています。

本章末のコラムで、看護研究の初学者である看護学生、臨床看護師のあなたのために、それぞれの立場で研究に取り組む意義について、さらに考察をしています。併せてお読みください。

研究テーマを選ぶ──看護職としての価値観を形成するもの

看護研究に初めて取り組む方や経験の少ない皆さんが研究テーマを選ぶとき、「何を研究すればよいかわからない」と悩んでしまうことも少なくないことでしょう。そのようなときには、どうすればよいのでしょうか。

まずは身近で感じた疑問を大切にしましょう。学生であれば日々の学習や臨地実習で感じた疑問、臨床ナースであれば日々、患者さんやご家族に接するなかで、もっとよくしたいと感じたケアがあればその素朴な疑問を研究のきっかけ、糸口にすることです。

また、もう1つのポイントは「入口の広いテーマ」を選ぶことです。この入口が広い、とは、どのようなことでしょうか。

それは、数多くの研究者によって、論文や書籍がすでに数多く出版されていて、全体的に体系化されているテーマのことです。先達の研究成果であるこれらの出版物を読むことによって、そのテーマ、領域全体の流れを俯瞰し、理解してから研究に取り組むことができるのです。どのようなことがすでに解明されていて、まだ解明されていない問題がどこに存在するのかが把握しやすいことから、看護研究の初学者にとって、入りやすい、取り組みやすいテーマであると思います。

心がわくわく、ときめいて、夢中になって取り組める研究、テーマを探し当てられたら、それは研究に取り組む人にとって大きな心の支えになります。社会のために役立ちたい、病気や障害に苦しむ人たちや家族のために役立ちたいとの意識を常にもって、研究テーマを見つけてほしいと思います。それが、1人の看護職として活動を続けるうえで、大切にしたいこと、自分なりの価値観を形づくっていくものと思います。

看護研究を論文にまとめる意義

看護研究によって明らかにされる研究結果は、研究論文として論理的にまとめられ、発表されることがとても重要になります。行った看護研究、そこから得られた研究成果を研究会や学会で発表したら研究はおしまい、と思う人が少なくないようですが、

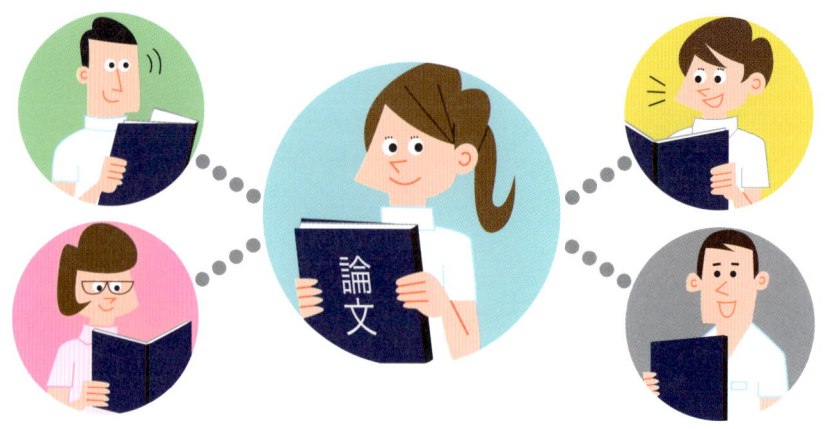

　これは間違いです。
　研究はその成果となる結果を論理的に分析し、文章化して研究論文としてまとめあげ、学術雑誌に投稿して掲載された段階で、ようやく一連の研究プロセスが完了します。
　看護学は実践の科学と言われます。つまりその研究成果は、学術・科学的な面で新しい価値を有しているだけではなく、**臨床や地域で活動する看護師や保健師、助産師の実践を、改善し、向上させるための有益な実証的根拠となるデータを含んでいる**のです。
　ですから、看護研究で得られた研究結果を論理的にまとめて文章化し、論文として発表することにより、看護実践を改善するうえで有益な実証的情報が、研究を実施した看護師本人だけでなく、研究論文を読んだ数多くの看護師と共有できるわけですから、さまざまな実践現場の看護・ケアの質向上に、貢献を果たせるのです。
　このように、臨床における看護実践を改善するために、実証的な根拠を明らかにする看護研究が重要な役割を担っています。現代の医療や看護学においては、かつての経験に基づく看護ケアから、**科学的な研究結果に明確に裏打ちされた根拠・エビデンスに基づいた実践（EBP：Evidence-Based Practice）、あるいは、根拠に基づいた看護（EBN：Evidence-Based Nursing）**が、最良のケアを提供するうえで重要であることが広く認識されています。
　一般に、すぐれた研究論文は、数多くの実践家や研究者により頻繁に引用されることが多いこと、引用回数の多い研究論文が数多く掲載される研究論文雑誌は、「インパクト・ファクター」が高い雑誌として学術的に高く評価され重要視されていること[NOTE1]を知っておいてください。

> **NOTE**
> ▼1
> 自然科学・社会科学分野の学術雑誌を対象に、その雑誌の影響度を測る国際的な指標。現在は毎年トムソン・ロイターの引用文献データベース Web of Science に収録されるデータをもとに算出している。対象となる雑誌は自然科学分野で約5900誌、社会科学分野で約1700誌ある。

第2節 看護研究の歴史とさまざまな看護理論

　看護学が独自の学問分野として発達するうえで、看護学の専門知識を蓄積して体系化することは重要なプロセスです。また、**看護研究者によって体系化された知識は、さまざまな看護実践を裏づける根拠、土台となる概念としての一定の方向性をもった「看護理論」として構築される**こともあります。

　本節では、現在に至るまでの看護研究への取り組みが歩んできた歴史、その歴史のなかで発表されてきた数々の看護理論について概説します。

ナイチンゲールに始まる看護研究の歴史

　看護学における過去の研究を振り返ってみると、看護研究の創始者はナイチンゲール（1820–1910）であったことは多くの人々が認めていることです。

　ナイチンゲールは、クリミア戦争中に実施したさまざまな看護活動について、詳細に記録して集めたデータをまとめ、統計解析を行ってイギリス本国に重要な情報発信をしたことが広く知られています。

　また、新しく開発した図や統計グラフを用いて周囲の人々に理解しやすい形で示し、戦場での栄養や衛生状態を改善し、傷病兵の死亡率を大幅に低下させる多大な成果を上げています。彼女が新規に開発した多様な種類の図やグラフは有効であり、著名な統計学者フィッシャー（1890–1962）とともに、統計学の発達に大きく寄与した人物として評価されていることは重要な点です。

　そしてナイチンゲールは、当時の衛生状態を背景に、患者の健康、回復につながる環境を構成する5つの主要な要素（清浄な空気、清浄な水、適切な排水、清潔、陽光）を指摘し、患者と環境の相互作用、そして今日の看護を形づくる普遍的な哲学とも言える理論を提唱しました。今日のケアにも通じる理論的業績といえるでしょう。

　以後、看護学における概念や理論モデルが数多くの看護理論家によって提唱され、看護研究、あるいは看護臨床において、活用されてきました。

　看護理論の多くは、システム理論の考え方を基盤にして、個人と集団を取り巻く環境や社会と健康の関係を概念的に体系化したものが多くなっています。
NOTE2

　看護理論の発達の歴史的流れを振り返ってみると、ナイチンゲールが『看護覚え書

1章　ようこそ、看護研究のワンダーランドへ！

NOTE
▼2
システム理論が意味する「システム」とは、相互に関係しあう部分（要素）からできた、まとまりのある全体」のこと（たとえば家族、集団、会社など）。
さまざまな事象を「システム」という見方でくくり、システムとして見たときにどのような共通の性格をもっているか（もたざるを得ないのか）を考察するのが、システム理論。

JJN SPECIAL Vol.94　7

き』などの著作物に記述した内容は、普遍的かつ体系的にまとめられており、最初の看護理論の提唱と考えられ、以後、1世紀以上の長きにわたり活用されています。

また、日本の看護学の進展に影響を与えた看護理論は、1970年代以降に提唱されたものが多くなっています。これまでの代表的な看護理論は**図表1**のようにまとめることができるでしょう。

看護研究の歴史と発達

前節において、看護研究の創始者はナイチンゲールであったことを示しましたが、ナイチンゲールの没した後の時代では長期間にわたり看護研究に大きな進展は見られず、看護研究は残念ながら「暗黒の時代」を迎えたと言えます。「暗黒の時代」を経た後の主に米国、日本における看護研究の進展について振り返ってみましょう。

図表1　代表的な看護研究者と看護理論[3]

▼看護理論家	▼提示した主な理論の概説と代表的著作
看護哲学	
フローレンス・ナイチンゲール Florence Nightingale	患者-環境相互作用を提示するとともに、看護実践の基礎となる原理と原則に関する哲学的な方向付けを行った。代表的な著作に『看護覚え書き』(原題：Notes on nursing:What it is and what it is not)　＊初版は1859年
フェイ・グレン・アブデラ Faye Glenn Abdellah	米国公衆衛生局の主任看護官の経験から、人間の身体的、心理的、社会的なニーズに焦点を当てて、健康達成に向かうための課題を明確化しながら、統合的に看護課題を論じている。代表的な著作に『患者中心の看護』(原題：Patient-Centered Approaches to Nursing)
ヴァージニア・ヘンダーソン Virginia Henderson	患者を、自立を獲得するために支援を必要とする個人と捉えた。また、看護師-患者関係における看護師の役割を指摘し、看護ケアが基盤としている人間の14の基本的ニーズを明らかにした。代表的な著作に『看護論』(原題：The Nature of Nursing Care)、『看護の基本となるもの』(原題：Basic Principles of Nursing Care)
ジーン・ワトソン Jean Watson	ケアリングを重視したヒューマンケア看護論として知られており、看護の中心となる重要な事柄は、人間主義的な思考方法と科学的知識を統合したうえでのヒューマンケアの実践であるとしている。代表的な著作に『ワトソン看護論──人間科学とヒューマンケア』(原題：Nursing：Human Science and Human Care)
パトリシア・ベナー Patricia Benner	「技能習得に関するドレイファス・モデル」を応用し、臨床看護師をその経験から初心者から達人までの5つの段階に分類し、技能習得、臨床判断と倫理的な決断などに関する卓越性、複雑性を理論化した。代表的な著作に『ベナー看護論　新訳版──初心者から達人へ』(原題：From Novice to Expert:Excellence and Power in Clinical Nursing Practice)

▼看護理論家	▼提示した主な理論の概説と代表的著作
看護の概念モデルおよび看護の大理論	
ドロセア・オレム Dorothea E. Orem	セルフケアを普遍的な人間のニーズ、看護を人間へのサービスと定義し、その相関関係から、全代償的看護システム、一部代償的看護システム、支持・教育的システムの3タイプの看護システムを定義した。代表的な著作に『オレム看護論——看護実践における基本概念』(原題:Nursing:Concepts of Practice)
マーサ・ロジャーズ Martha E. Rogers	看護の「科学」と「アート」の側面を強調し、看護が発展するための主要な因子として環境を重視。「ユニタリ・ヒューマン・ビーイングス」という人間の生命過程の概念モデルを提唱し、人間と環境との関係における現象を読み解くための枠組みを提示した。マーガレット・ニューマンらの理論にも影響を与えている。『ロジャーズ看護論』(原題: An Introduction to the Theoretical Basis of Nursing)
ドロシー・ジョンソン Dorothy E. Johnson	看護実践・教育・研究のためのモデルとして、7つのサブシステムから形成される看護行動理論、行動システムモデルを提唱した。代表的な著作に『看護モデル——その解説と応用』(原題:Conceptual Models for Nursing Practice)
シスター・カリスタ・ロイ Sister Callista Roy	1960年代後半から著作を行う。人間の環境への適応性を中心に考えられた看護の理論、概念モデルを構築。また、他領域から借用した知識が、看護のなかで独自の知識となるかを示す卓越した事例でもある。代表的な著作に『ザ・ロイ適応看護モデル』(原題:The Roy Adaptation Model)
看護理論	
ヒルデガード・ペプロウ Hildegard E. Peplau	看護全般、特に精神看護領域に貢献した理論家。看護プロセスにおいて患者を共同作業者として概念化し、精神力動的看護モデルを築き、患者-看護師関係の本質に変化を与えた。代表的著作に『人間関係の看護論』(原題:Interpersonal Relations in Nursing)
キャサリン・コルカバ Katharine Kolcaba	コンフォート理論で知られる。「コンフォート」を概念化するとともに、ケアのアウトカムとして定式化した。看護師には患者のコンフォートニードを特定し介入することが求められ、二次的なアウトカムとして、患者が健康探索行動に参加することが望まれる、としている。代表的な著作に『コルカバ コンフォート理論——理論の開発過程と実践への適用』(原題:Comfort Theory and Practice : A Vision for Holistic Health Care and Research)
マドレン・レイニンガー Madeleine Leininger	文化を超えた看護理論の創始者。ケアを看護の本質と据えたうえで、文化的・社会的構造や環境要因など非常に幅広い観点から、ケアの多様性と普遍性について、理論構築されている。持論の構成要素を図式化したサンライズモデルが特色。代表的著作に『レイニンガー看護論——文化ケアの多様性と普遍性』(原題:Culture Care Diversity and Universality:A Theory of Nursing)

米国における看護研究の進展

　1920年代になってようやく、米国において大学院（修士課程、博士課程）で看護教育が行われるようになりました。そして1952年には看護学で最初の研究雑誌"Nursing Research"が発刊され、ヨーロッパではなく米国が看護研究発展の国際的な主流を担うようになりました。

　また、1952年に精神看護学の先駆者であるペプロウ（1909-1999）の『人間関係の看護論』（原題：Interpersonal Relations in Nursing）、1960年にヘンダーソン（1897-1996）の『看護の基本となるもの』（原題：Basic Principles of Nursing Care）など、現代看護学の基盤ともなった書籍が出版され、日本の看護にも大きく影響を与えました。

　また1950年代の看護研究については看護管理の分野が主たる研究課題でしたが、1960年代には看護教育に関するテーマが主たる研究課題になっています。そして1965年には第1回の米国看護師協会（ANA：American Nurses Association）の学会が開催され、現在に至るまで、看護研究の成果を発表する重要な学会となっています。

　1980年代から1990年代においては、臨床看護実践に関する看護研究が米国の看護研究の主流になりました。さらに、この時代の看護学研究の流れのなかで、1985年に米国国立看護学研究センター（National Center of Nursing Research）が設立され、さらに1993年には、このセンターをもとに米国国立看護学研究所（National Institute of Nursing Research）の設立へと発展したことは、看護研究における大規模な研究助成金の獲得のうえでも、看護研究者を育成するうえでも、きわめて重要な特記すべき事柄です。

日本における看護研究の進展

　一方、日本の看護研究への取り組みは、1952年に最初の看護学の大学教育が高知女子大学（現・高知県立大学）において開始され、1968年には医学書院から『看護研究』誌が創刊され、1970年頃から看護研究が活発化し、1974年に日本看護学会が発足しています。さらに1981年に日本看護科学学会や日本看護研究学会が看護学の分野全体を網羅する学会として設立され、看護研究活動が大きく進展しました。その後、各専門看護領域ごとに学会が次々と設立され、2001年にはこれらの看護系学会の連携のため、日本看護系学会協議会（Japan Association of Nursing Academy：JANA）も発足し、看護の高度専門化に寄与しています（図表2）。

　また看護学の大学院教育に関しては、最初の看護学博士課程が1988年に聖路加看護大学に設置された後、全国各地の国公私立大学において次々と看護学博士課程が新設されています。

図表2 日本看護系学会協議会 加盟学会一覧[4]

高知女子大学看護学会	日本がん看護学会	日本赤十字看護学会
聖路加看護学会	日本救急看護学会	日本地域看護学会
千葉看護学会	日本クリティカルケア看護学会	日本糖尿病教育・看護学会
日本家族看護学会	日本災害看護学会	日本難病看護学会
日本看護科学学会	日本在宅ケア学会	日本母性看護学会
日本看護学教育学会	日本手術看護学会	日本慢性看護学会
日本看護管理学会	日本循環器看護学会	日本ルーラルナーシング学会
日本看護技術学会	日本小児看護学会	日本老年看護学会
日本看護教育学学会	日本助産学会	日本看護医療学会
日本看護研究学会	日本新生児看護学会	日本看護倫理学会
日本看護診断学会	日本腎不全看護学会	日本創傷・オストミー・失禁管理学会
日本看護福祉学会	日本生殖看護学会	日本アディクション看護学会
日本看護歴史学会	日本精神保健看護学会	

　医療・看護の高度化と多様化が大きく進展していますが、学会活動、教育活動を通じ、わが国においても看護学の立場から人間、健康、社会に関する新しい概念や科学的知識を深化させる新しい看護研究が行われるようになっています。

　現在は、多くの学会がホームページを開設したり、学会誌を発行するなど、看護研究の初学者の皆さんでも、学会の情報に比較的簡単にふれることが可能になっています。自身の関心領域がどのような学会で積極的に研究されているのか、早い段階から関心をもっていただき、ゆくゆくは学会活動を通じて各看護領域の発展に寄与していただきたいと思います。

引用・参考文献
1) Hardy, M. E. (1973). Theoretical Foundations for Nursing.MSS Information Corp.
2) 勝又正直 (2005)．はじめての看護理論，第2版，医学書院，pp.46-49．
3) Tomey, A. M., Alligood, M. R. 著 (2002)／都留伸子監訳（2010）：看護理論家とその業績，第3版．医学書院．
4) 日本看護系学会協議会ウェブサイト
　http://www.jana-office.com/member/index.html(last accessed 2012/05/14)

column

卒業研究と院内研究の意義
「看護研究にどう取り組んでよいかわからない！」というあなたに

看護学生のあなたへ──「卒業研究」がもたらす価値

　卒業研究にどの程度の比重をもたせるかは、学校ごとに違いはあるでしょうけれども、最終年次に開講され、看護基礎教育の集大成として重要な位置づけをもっていることはたしかです。

　学生のあなたは授業で学んだこと、日常生活・臨地実習での体験を通して、疑問を抱（いだ）いたことや自身の看護の未熟さを省みることによって、「私は、この課題をなんとかしたい！」という、心のなかにうずうず、もやもやした思いをきっと抱えていることでしょう。このような看護学生が一人称で感じる疑問はとても素朴なもので、それでよいのです。まずは解決したい疑問を感じることが研究の第一歩です。それゆえに、学生の研究動機やきっかけはユニークで新鮮なものが多いのです。

　そして、論文が完成するころには、あなたは見違えるほどに成長していることでしょう。それは本書で学ぶ科学的な一連の研究プロセスを通して、テーマに関する文献検索と文献をクリティークする力、研究計画を立案して計画に沿ってデータを収集し分析する力、結果をもとに文献を活用して科学的・論理的に考察を行い結論づける力、倫理的配慮と豊かな人間性を獲得したからにちがいありません。

　特に、論文作成・推敲の過程では、一語一句にこだわり、その意味について、何度も吟味しながら見直していくことにより、論文に命が吹き込まれ洗練されていく過程を実体験するわけですから、苦しくとも充実した時間でもあります。

　作家の処女作には、その後のすべての作品のテーマ、エッセンスが凝縮されているといいますが、看護学生が基礎教育での集大成としてまとめあげる研究、論文は、看護プロフェッショナルとしての活動の源泉、原体験であるからでしょう。

臨床看護師のあなたへ──「院内研究」がもたらす価値

　看護職を取り巻く医療の進歩や環境の変化にはめざましいものがあります。

　それゆえに、すべての看護職は看護基礎教育で学んだことを土台にして自己研鑽することが強く求められています。特に、日々、ダイナミックに展開する臨床現場では、経験年数の少ない看護職は、対処できない問題にぶつかることが多く、これまでの研究成果を検索して問題解決に活用する能力と姿勢が要求されています。今、このときにも、多くの看護職が「いったいこの看護現象は何なのか？　どうすればよいのか？　もっとよい方法はないのか？」などといった、対処困難な課題を抱えて悩んでいるのではないでしょうか。

"臨床看護研究あるいは看護実践の場における研究の目的"について、ドナ・ディアーは「患者のケアの実践を導き、新しい知識をつくり出して、患者のケアを進歩させること」であると述べました。

　その意味をより具体的に述べると、「臨床判断（clinical judgement）、すなわち、ある看護行為を、どのようにして、いつ、どこで、どのような方法を使って、なぜ、そしてどのような目的に向かって行うかを決定するために看護師が行う熟練を要するしかも科学的な過程を進歩させることである」[1]と述べています。

　院内研究はまさに、根拠に基づいた看護ケアを開発し、看護の質の均一化と向上をはかり、ケア効果を評価することによって豊かな看護実践を保証していくものです。院内や学会で、得られた研究成果を発表し共有することは、施設内全体の看護実践能力の向上を可能にするだけでなく、看護学の発展に寄与するものとなります。

臨床における研究テーマの絞り込みのコツ

　臨床での研究においては、突然、看護研究委員会メンバーに抜擢され、テーマの絞り込みで困惑する方も少なくないと思います。このコツについて少しご紹介したいと思います。

　まず、かけられる時間や資金などに限界があるので、実現可能なテーマに絞り込むことがポイントです。また、コチコチの固い頭ではよい発想は浮かびません。

　そこで、研究チームの全員が参加できるように、日々のケアなどにおいて疑問に思った課題、改善したいと思った点をホワイトボードに書き出して、ブレインストーミングしながら、わからないところを肉づけしていってみてはどうでしょうか。皆で考えることで、発想がフレキシブルになり、やりたいことはいったい何なのかが次第に明らかになります。

　研究チームはいきいきして、わからないところをもっと調べたい衝動にかられ、文献検討へと進めることができるので、問題は焦点化され、ついには研究課題と目的の明確化にたどりつくだろうと思います。

　この手法は、研究が苦手な人や初心者の方がチームメンバーにいるなら、チームの雰囲気づくりにも有効です。また、経験を積んだ方でも、文献検索や文献のクリティークが難しいときには、近くにある大学の教員に相談してみるのもいいアイディアです。看護学の発展のためには相互に補い合う柔軟な姿勢が大切なのです。

（東サトエ）

引用・参考文献
1) Diers, Donna 著 (1979)／小島通代，岡部聰子，金井和子訳 (1984). 看護研究——ケアの場で行うための方法論. 日本看護協会出版会, pp.53.

第2章

研究全体の流れを知り、リサーチクエスチョンを決定する

神戸市看護大学看護学部 教授
加藤憲司

第2章では、研究全体の流れを大まかにつかんだ後に
全過程のうちでもっとも大切な「リサーチクエスチョン（研究上の問い）」の立て方について学びます。
初めて研究に取り組む方の多くが「何を研究すればよいかわからない」という壁にぶつかることと思います。
そのような皆さんが、「答えを見つけたい」と心から思える問いを探し出せるように
基本的な知識をしっかりと解説します。

第1節　研究全体の流れを知る
第2節　リサーチクエスチョンを立てる
第3節　リサーチクエスチョンを絞り込む

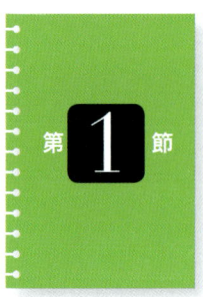

研究全体の流れを知る

研究の各ステップと本書の構成

　第2章では、第1節で研究全体の流れを大まかにつかむとともに、研究の全過程のうちでもっとも大切な「リサーチクエスチョン（研究上の問い）」の立て方について、第2節と第3節で詳しく解説します。

　まずは研究全体がどのようなプロセス（過程）で行われるかを学びましょう。**図表1**を見てください。この図表の左の列には、研究の各ステップ（段階）が10項目に分けて書かれています。そしてそれぞれの項目が本書のどの章・節で解説されているかを、右の列に示してあります。本書はこのように、読み進めていくうちに研究全体の過程が理解できるように構成されています。

　図表1の各項目に対応する章・節をよく見ると、第2章が何度も出てくることに気づきますね。第2章は、ページ数は多くありませんが、研究全体を決定づけるとても重要な内容が書かれています。第2章の内容をいくつかの項目に分けて示したのは、大切な部分を強調するためです。

研究プロセスの「砂時計モデル」

　研究ステップの10項目を図で示した**図表1**はよく見ると、ちょうど砂時計のような形になっています。砂時計の中心には「リサーチクエスチョン・研究目的を決定する」と「研究デザインを選ぶ」が位置しています。つまり、ここが研究全体の核心、上下2枚の扇の要に相当する部分というわけです。中心より上の部分が研究の準備段階、下の部分が研究計画を作成して実施し、まとめた結果を公表する段階に当てはまります。本章では、**図表1**のような研究プロセスのとらえ方を**研究プロセスの砂時計モデル**と呼ぶことにします。

図表1 研究プロセスの砂時計モデル[1]

①	研究への動機、関心をもつ	1章、2章
②	リサーチクエスチョンの形で述べてみる	2章（2節）
③	関連する文献を検討する	3章
④	リサーチクエスチョンを絞り込む	2章（3節）
⑤	リサーチクエスチョン・研究目的を決定する	2章
⑥	研究デザインを選ぶ	4章
⑦	研究計画書を作成する	5章（1節）
⑧	研究を実施する（予備調査・データ収集・分析）	5章（2-4節）
⑨	研究結果を解釈し、記述する	7章、8章
⑩	研究結果を公表する（学会発表・学術論文）	7章、8章

はじめよければすべてよし

　図表1の砂時計モデルを見ながら、研究全体の流れをあらためて説明します。
　この図表からわかるように、研究全体は上半分の準備段階と下半分の実施段階に分けることができます。砂時計の上半分、つまり研究の準備段階は、逆三角形のすり鉢状になっています。これは、看護研究が対象とする広範囲なものごとのなかから、あなたが先行研究を文献検討する過程で徐々に研究テーマを絞り込んでいく様子を図でイメージできるようにしたものです。
　そして研究全体でもっとも重要なのは、上下の部分のつなぎ目に当たる、リサーチクエスチョンと研究目的を決定するステップです。よく絞り込まれ練り上げられたリサーチクエスチョンを設定することができれば、研究デザイン（第4章）を適切に選ぶことができますし、研究計画書（第5章）に書くべき研究方法（対象者や実施場所など）や分析方法などもほぼ自動的に決まってきます。
　さらに本章で述べるように、リサーチクエスチョンを十分に絞り込み練り上げるためには、文献検討（第3章）を駆使する必要があります。このように、**研究は準備が肝心**であり、準備の良し悪しが研究そのものの成否を左右するのです。
　砂時計の下半分、つまり研究の実施段階から発表に至る段階は、末広がりのピラミッド状になっています。これはあなたが自分の研究テーマに基づいて研究対象者の人たちに調査などを行い、成果を公表することによってその恩恵が広く社会に行きわたる様子を図でイメージできるようにしたものです。社会のなかからあなたが見つけ出した研究テーマがまた社会に還元されて（戻って）いくことで、また別の研究へとつながっていくのです。研究とはこのような循環をもった過程であり、あなたの研究はあなたのなかだけで完結するものではありません。本書を読めばわかるように、研究とは長期間にわたって努力を継続しなくてはならない営みです。でも前述したように、準備段階をしっかり取り組んでおけば、あたかも砂が地球の重力に引かれて落ちるようにスムーズに流れていきますので、くじけずに取り組みましょう。

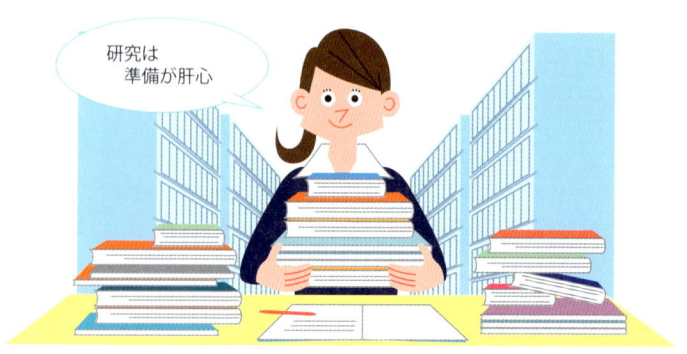

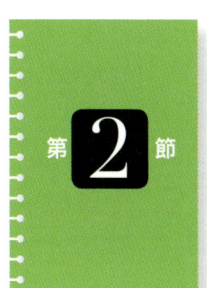

第2節 リサーチクエスチョンを立てる

① リサーチクエスチョン（研究上の問い）とは

　第1節で述べたように、研究全体でもっとも重要なのは、リサーチクエスチョンを立てる段階です。第2節では、リサーチクエスチョンをどのように立てればよいかについて説明します。

　あらためて、リサーチクエスチョンとは何であるかについて考えてみましょう。リサーチクエスチョンとは、あなたが研究を通じて答えを見つけたいと思っている疑問や課題のことです。まず初めに問いがあって、そこから研究が始まるのです。厳しい言い方をすれば、「答えを見つけたい」と思う問いをあなたがもっていないのならば、本書を読んで研究について学ぶ必要もないことになります。

　そうは言っても、あなたが研究の初学者であれば、「どんな問いを立てればいいの？」ととまどうのも無理はありません。そこで、適切なリサーチクエスチョンがどのようなものであるかを理解するために、逆に「リサーチクエスチョンとはみなせない疑問や課題」にはどんなものがあるかを考えてみることにします。

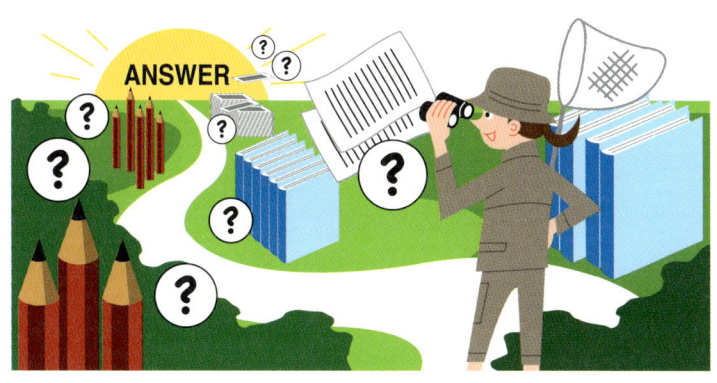

リサーチクエスチョンとはみなせない疑問や課題

適切でない問い❶-すでに答えがわかっている問い

　研究は文学や芸術に似たところがあって、新しいものや独創的（オリジナル）なものに価値があるとみなされます。誰かがすでに研究して答えを見つけていたり、研究しなくても答えがわかっている問いは、リサーチクエスチョンとして認められません。それは、どんなにすぐれた小説や絵画だとしても、誰かがすでに発表した作品を真似したものは、あなたの作品として認められないことと同じです。あなたの問いは、今までに誰も答えたことのない問いでなければなりません。でも、だからといって「自分には研究なんて無理」などと尻込みしないでください。第3節で説明するように、**「リサーチクエスチョンの絞り込み」**という作業によって、あなたの問いをオリジナルなものに変えることができるからです。

適切でない問い❷-あなたが切実に「答えを知りたい」と思わない問い

　再び、研究を文学や芸術の作品にたとえてみます。作品というものは、作者が時間を費やし、情熱を込めて創り上げるからこそ、それを読んだり見たりする人に感動を与えるのです。

　研究も同じように、長い時間と多くのエネルギーを要します。また、第3章で述べるように、過去に研究者が発表した論文などをたくさん読みこなすことも要求されます。したがって、あなた自身が研究に対して意欲と熱意をもっていなければやりとげることができませんし、評価されるような成果も上げられないでしょう。

　研究に対して意欲と熱意をもつためには、当事者であるあなたが「ぜひ答えを知りたい、見つけたい」と強い関心を抱くような問いを設定することが大切です。**あなた自身の関心こそが、研究の第一歩**だと言えます。

適切でない問い❸-答えがわかっても役に立たない問い

　たとえ新しくて誰も答えたことのない問いだとしても、その答えがわかっても世の中の役に立たない問いは、リサーチクエスチョンとしてふさわしくありません。

　少し大げさに言えば、**研究というのは人類にとって有益な知識やものの見方を新たに加えること**です。看護学は実践科学の1つですから、日々の看護実践を向上させ、よりよいケアを提供することにつながるような問いであることが求められます。

　でも、「明日の看護実践に役に立つような研究をしなさい」などといったせっかちな要求をしているのではありません。長い目で見て、あなた自身を含めて**将来の看護**

職者がその成果を活用できるような、発展性のある問いを探してほしいと思います。

適切でない問い❹−答えようがない問い、答えが1つに決まらない問い

　あなたが今まで受けてきた入学試験や国家試験などには必ず正解があります。そうでなければ採点したり合否を決めたりできませんね。勉強というのは、問いに対する答えを素早く見つけるための練習という側面があります。

　でも世の中には、答えようがなかったり、答えがいくつもあるような問いが多いことに、あなたも気づいているのではないでしょうか。たとえば、「私たちはどういう看護師をめざしたらよいのか」「どうすればよりよい看護ができるのか」という問いを考えてみます。人生において何が大切だと考えるか、どのように生きるのがよいと考えるかは人それぞれです。これは個人が生きるうえでの価値観を求める問いであって、研究にはなじみません。

　また、「よりよい看護」などといった抽象的な表現は、何をどうすればそれを研究したことになるのか、明確に決めることができません。**研究によって何かを明らかにしたいと思うならば、リサーチクエスチョンそのものが明確なものでなくてはならない**のです。

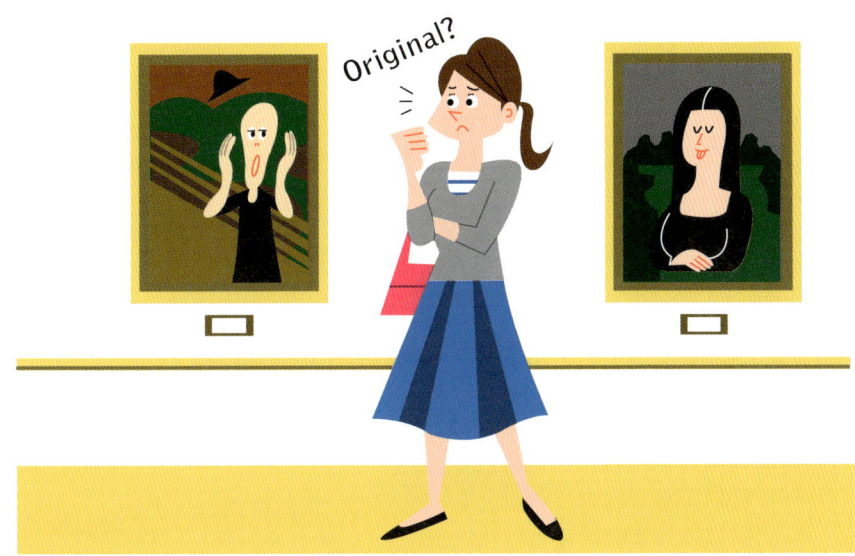

適切でない問い❺–倫理的でない問い

「倫理的」とは簡単に言えば「人としての正しい行い」といった意味です。どんなに新しくてどんなに画期的なリサーチクエスチョンであっても、その研究を行うことで誰かに苦痛を与えたり、危険な目にあわせたり、つらい思いをさせたりすることがあってはなりません。もっと言えば、研究する価値の低いリサーチクエスチョンに答えようとすること自体、倫理的に正しくないと言えるでしょう。研究を倫理的に行うための配慮については、第5章第5節で詳しく述べます。

② リサーチクエスチョンの見つけ方

ここまで、「リサーチクエスチョンとしてダメなもの」をあれこれ述べてきました。何だか気が滅入ってきてしまったかもしれませんね。

でも、ダメなものを先に知っておけば、考えを効率よく進める助けになると思います。それでは次に、リサーチクエスチョンを見つけるためにどこで何をしたらよいかについて、いくつかヒントを挙げておきましょう。

リサーチクエスチョンの見つけ方❶–日常の看護実践のなかから

当然のことですが、看護研究の題材がもっとも多くひそんでいるのは、日々の看護実践のなかです。看護実践は決して毎日同じことを繰り返すようなものではありませんね。状況は刻々と変化しますから、それに対応した最適なケアを提供しなければなりません。そうしたなかで、何か気づくことがあるはずです。「このケアはこうしたほうがいいんじゃないかな？」というアイディアが浮かぶこととか、「こういう状態の患者さんには、たいていこの問題が起きているな」という発見とか……。そういった気づきをメモする習慣をつけてみましょう。

リサーチクエスチョンの見つけ方❷–仲間との議論のなかから

職場や学校の仲間たち数人と、日ごろ考えていることや感じていることを話し合ってみるのは、初学者がリサーチクエスチョンを見つけるうえでとても有効です。

研究というのは、ものごとについての新しい見方を示すことです。でも、経験が少ないと1つの見方にとらわれてしまい、ものごとを違った角度から見るのは簡単ではありません。そういうときに仲間と話し合ってみると、自分とは違うものの見方があることに気づくはずです。また、自分が問題だと感じていることを、他の人も同じ

ように問題だと感じていると気づくこともあるでしょう。何人もが問題だと感じることならば、それは研究する価値がありそうですね。

リサーチクエスチョンの見つけ方❸–発表された研究のなかから

　実際に行われている研究のリサーチクエスチョンを知ることは、自分自身のリサーチクエスチョンを見つけるうえで大いに役立ちます。

　図書館やインターネットで、過去に発表された研究論文の題名や要約を読んでみましょう。初めは十分理解できなくて構いません。「こういう研究があるのか」「こんなことを研究する人もいるんだ」などと読み進めるうちに、研究になりそうな問いのイメージが少しずつ見えてくると思います。慣れてくれば、題名や要約からリサーチクエスチョンを大まかに読み取ることができるようになるでしょう。

　また、自分の興味のある分野の学会や研究会が開催されていれば、思い切って参加してみることをお勧めします。発表を聴きながら、「今、どのようなリサーチクエスチョンに関心が集まっているか」「どのような人がどういう状況で研究に携わっているか」などを感じ取ってみましょう。

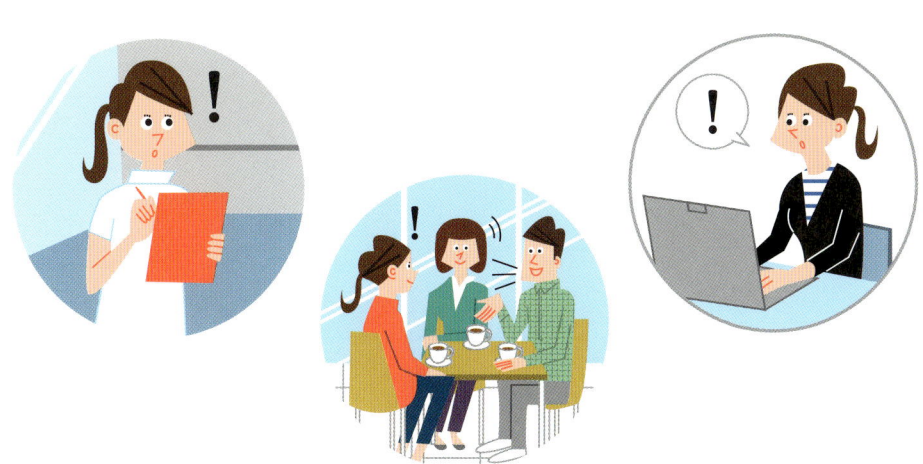

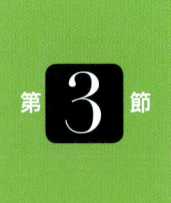第3節 リサーチクエスチョンを絞り込む

① リサーチクエスチョンの「絞り込み」とは

　第2節で、リサーチクエスチョンの見つけ方について学びました。でも、まだ研究を始める段階ではありません。なぜなら、リサーチクエスチョンを研究に結びつけるには、そのリサーチクエスチョンを十分に明確で、具体的で、実現可能で、かつ意義のあるものに洗練しなくてはならないからです。この作業をリサーチクエスチョンの絞り込みと言います。

　これは第1節で説明した「砂時計モデル」のいちばん狭くなっている部分に相当する、研究でもっとも大切な段階です。もっとも大切ということは、もっとも頭を使うということでもあります。自分が見つけた問いを、他人の目で厳しく見つめ直さなくてはならないので、結構つらい作業です。でも、ここを通り抜ければ、あとは砂時計の下へ向かって勢いよく飛び出すことができますから、つらくてもがんばりましょう。

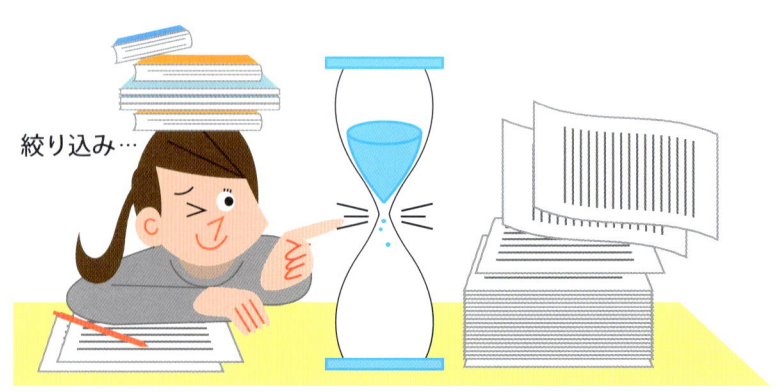

文献検討の重要性

　すでに述べたように、リサーチクエスチョンは第1に**今までに誰も答えたことのない問い**である必要があります。でも、今までに誰か答えたことがあるかないかなんて、どうすればわかるのでしょうか？

　それは、過去に実施され、発表された研究（これを先行研究と言います）の論文や学会の抄録集、あるいは学術書などの文献を読むことによってわかります。逆に言えば、文献を調べてみてはじめて、自分のリサーチクエスチョンがオリジナルかそうでないかを判断することができるのです。

　また、文献を調べることで、「今、どんな研究が必要とされているか」「どんな研究に関心がもたれているか」もわかります。先行研究によって**今までに何がわかってきていて、何がまだわからないか、を明らかにすることは、あなたのリサーチクエスチョンに価値があることの根拠**となります。文献をしっかり調べ、自分のリサーチクエスチョンの価値を裏づけることにより、あなたの研究が注目され、支援を受けられ、よい評価が与えられるのです。

　文献の調べ方については第3章で学びますので、ここでは文献を調べることの大切さをまずはしっかりと理解しておいてほしいと思います。

② リサーチクエスチョンの問いの形を決める

　リサーチクエスチョンはその名のとおり「クエスチョン（疑問）」ですから、それを表す文は疑問文の形をしています。

　疑問文には、「はい」「いいえ」で答えるような形のものもあれば、「何？」とか「なぜ？」という問いかけの形のものもありますね。このような問いの形をどうするかは、リサーチクエスチョンを絞り込むために非常に重要です。なぜなら、**問いの形が決まれば、その後の研究の進め方がほぼ自動的に決まる**からです。ここでは、リサーチクエスチョンの問いの形を3つに分類し、それぞれについて説明することにします。

　図表2を見てください。リサーチクエスチョンはレベルⅠ～Ⅲの3つの問いに分けることができます。それぞれのレベルには、1つの問いの形が対応しています。

図表2 リサーチクエスチョン(問い)のレベルと研究デザインの対応表[2]

レベル	疑問の形	仮説の有無	研究デザイン
I	何か What	なし	質的研究 仮説のない量的研究 NOTE1
II	2つの出来事の間に関連があるか Yes/No	あり	観察研究(非実験研究)
III	なぜか Why	あり	実験研究

レベルIIIの問い

初めにレベルIIIの問いから見てみましょう。

あなたが日々の看護実践のなかで、「ある看護ケア(これをAと名づけます)を実施した患者さんたちには、ある共通の特徴(これをBとします)が現れる」と気づいたとします。言い換えれば、「Aという看護ケアは、患者さんにBという特徴が現れる原因なのではないか」と気づいたわけです。

これをリサーチクエスチョンの形で表現すれば、「Bが起きるのはなぜか?」という問いを立てていると言えます。英語で言えば「Why」の問いです。そしてあなたの気づきによれば、その答えは「Bが起きるのは、Aを実施したから」ですね。でも、これはまだ仮の答えであって、正しいかどうかは研究によって確かめなければなりません。

このように、あなたのリサーチクエスチョンに対するあなたの仮の答えのことを仮説と呼びます。また、AがBの原因である(裏返せば、BはAの結果である)という関係が成り立つとき、AとBとは因果関係がある、と表現します。**レベルIIIの問いは、因果関係についての問いなのです。**

レベルIIの問い

次のレベルIIの問いとは、2つのものごとや性質どうしの間に**関連があるかどうか**の疑問であり、答えは「はい(Yes)」か「いいえ(No)」のどちらかになります。

ここでいう「関連」とは、1つの出来事Aが起きるときは、たいていもう1つの出来事Bも起きるとか、Aという性質の程度が大きくなればなるほど、Bという性

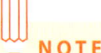

NOTE

▼1
「仮説のない量的研究」とは、介入のない、記述的な研究デザインを意味しています。具体的には横断研究、実態調査、生態学的研究などを指します。

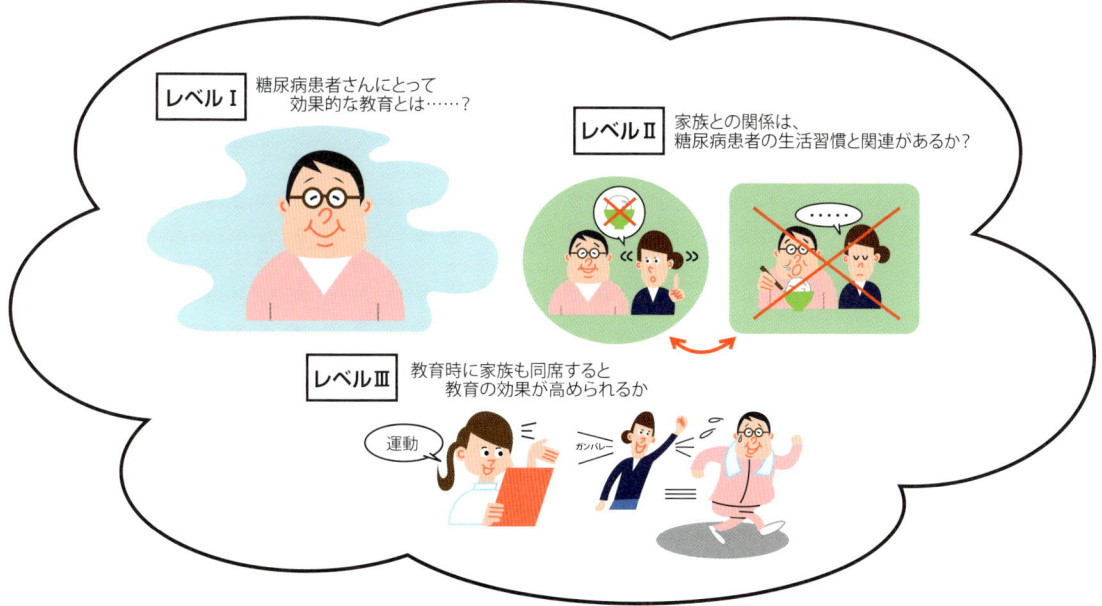

質の程度も大きくなる、といった関係性が見られることを指します。

疑問文の形で書けば、「AとBとの間に関連があるか？」となります。この場合、あなたの仮説は「AとBとの間に関連がある」であり、それが正しいかどうかを研究によって確かめることになります。なお、レベルⅡの問いでは、AとBのどちらが先に起こるかは考慮しません。逆に言えば、レベルⅢの問いに答えるためには、AがBよりも必ず先に起きることを確かめなくてはなりません。言い換えれば、レベルⅢの問いはレベルⅡの問いの特殊な場合と考えることができ、「因果関係があるかどうか」について「はい」か「いいえ」かの答えを得ようとしているのだととらえることができます。

レベルⅠの問い

そしてレベルⅠの問いとは、「○○○は何か？」とか「○○○とはどのようなものか？」といった形の疑問です。英語で言えば「What」の問いです。

レベルⅠの問いがレベルⅡ・Ⅲの問いと異なる点は、研究に先立って仮説をあらかじめ設定するものではないことです。レベルⅠの問いはむしろ、**研究を通じて仮説を生み出すようなタイプ**の研究に向いています。研究しようとする内容について、今まであまり知られていないような場合、このレベルⅠの問いを立てることが有効であると言えるでしょう。

問いのレベルを変えてリサーチクエスチョンを見直す

　ここまでそれぞれの問いのレベルについて見てきました。これらはリサーチクエスチョンの絞り込みにどう役立つのでしょう？　実は、問いのレベルを切り換えながら考えることによって、リサーチクエスチョンのポイントをより明確にしたり、研究を実際に行えるかどうかの可能性を高めることができる場合があるのです。

　たとえばあなたが「糖尿病患者さんに対する効果的な教育について知りたい」とします。そこで、「糖尿病患者さんにとって効果的な教育とはどのようなものか」という問いを立てたとすれば、レベルⅠの問いになります。

　でも、何をどうすれば「どのようなものか」という問いに答えられるのでしょうか？　ここで先行研究の文献を検討すれば、糖尿病患者さんの教育についていくつかの研究がされていることがわかります。

　たとえば、患者さんの家族がかかわる場合とそうでない場合とで教育の効果に違いがあるかもしれない、という仮説に気づくかもしれません。そこで、「糖尿病患者さんとその家族との関係は、糖尿病教育の効果と関連があるか」という問いに置き換えれば、レベルⅡの問いになります。さらに、「糖尿病教育時に患者さんの家族も同席すると、教育の効果が高められるか」というふうに書き換えれば、レベルⅢの問いになります。

　このように、研究を始める時点で仮説を立てることができるのであれば、レベルⅠの問いをレベルⅡやレベルⅢの問いに切り換えることによって、何をどう研究すればよいかがよりはっきりします。何か問いを思いついたら、そのレベルを変えてみて、リサーチクエスチョンをより明確にすることができないか考えてみましょう。

③ リサーチクエスチョンの構成要素を明確化する

　漠然としたリサーチクエスチョンを明確にするとっておきの方法があります。それは、リサーチクエスチョンを構成する要素を1つひとつに分けてそれぞれ具体的に示すことにより、リサーチクエスチョン全体の構造（骨組み）を明らかにする方法です。この方法はレベルⅡとレベルⅢの問いにおいて特に有用なので、これら2つのレベルについて、リサーチクエスチョンの構成要素とその絞り込み方について説明します。

リサーチクエスチョンの構造化

　よいリサーチクエスチョンは、次の4つの構成要素から成り立っています。この4つは、英単語の頭文字をとって **PECO**（ペコ）または **PICO**（ピコ）と呼ばれます。できればそれぞれの英単語もいっしょに覚えてください。

　ここでは、「手術後の患者さんのせん妄を予防する看護ケアについて研究したい」という漠然としたリサーチクエスチョンがある場合を例にとって、PECO/PICO を構造化する様子を見てみましょう。

P：対象者 (Patients、Population)

　最初のPは研究の対象とする人々を指します。研究内容によって、Pが患者さん（Patients）のことだったり、患者さん以外を含む一般的な集団（Population）だったりします。

　Pを明確にすることは、リサーチクエスチョンの絞り込みにとってとりわけ重要です。なぜなら、Pを決めることによって、研究成果が適用できる人々の範囲が決まるからです。ここで例に挙げているリサーチクエスチョンの場合は、対象者は手術後の患者さんです。でも、手術の方法や患者さんの年齢や身体状況、さらには患者さんが置かれる環境などによって、せん妄が起きるかどうかが左右されることが考えられます。

　したがって、「年齢65歳以上」「全身麻酔による手術」「術前に認知能力の低下がない」といった条件を加えることにより、自分の研究で調べようとしている対象者像の輪郭をはっきりさせることができます。対象者像の輪郭をはっきりさせることは、将来、誰かがあなたの研究成果を自分の看護実践に活用したいと考えたときに、その人の担当患者さんに適用できる（当てはまる）かどうかを判断する目安にもなります。

　同様に、あなたが先行研究の文献を読むときには、「**この研究結果が適用できるPはどういう集団だろうか**」と考えながら読んでみましょう。すると、たとえば「この研究結果は高齢者には当てはまるけれど、若年成人期には必ずしも当てはまらないな」といったことがわかるかもしれません。もしその結果が若年成人期に当てはまるかどうかを研究することに意義がありそうならば、あなた自身のリサーチクエスチョンとして検討してみることができるでしょう。

E：曝露要因 (Exposure) または I：介入 (Intervention)

　リサーチクエスチョンの2番目の構成要素は、問いのレベルによってEとIの2

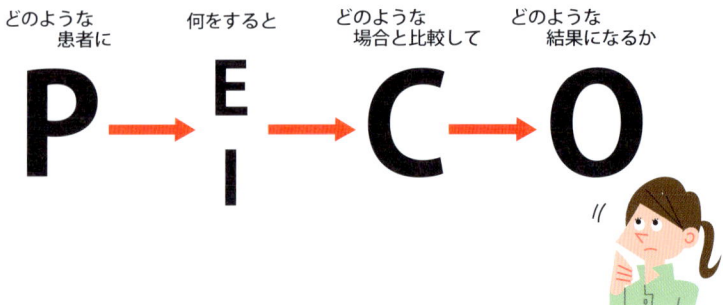

つに分かれます。すなわち、レベルⅡの問いであればPECO、レベルⅢの問いであればPICOになります。Eというのは「曝露」という学術用語の英訳で、「ある環境などにさらすこと」という意味です。最後に解説するO（アウトカム）との関係で言えば、「アウトカムと関連があり、アウトカムを説明するものごと」を指します。

Iというのは「介入」という学術用語の英訳で、研究者自身が対象者に対して看護ケアや医療行為などを直接行うことに相当します。アウトカムとの関係で言えば、「アウトカムの原因となるものごと」を指します。EもIも、あなたが研究において注目しているアウトカムを説明する要因であるという点で共通しています。

「手術後の患者さんのせん妄を予防する看護ケアについて研究したい」というリサーチクエスチョンを見てみると、研究者が看護ケアという介入を実施して予防効果を調べようとしていますから、レベルⅢの問いであり、PICOの構造を考えることになります。もちろん、どういう看護ケアについて調べるのかは具体的に決める必要があります。ここでは、先行研究の文献検討の結果、「手術前の患者説明時に術後せん妄が起きる可能性を伝えておく」という介入を考えることにしましょう。

C：比較対照 (Comparison)

PECOとPICOの3つめはC（比較対照）を決めます。研究では、単にEやIとOとの関係を調べるだけでは十分ではありません。なぜなら、あなたが注目しているアウトカムは、今、研究で調べようとしているものごと以外でも説明できる可能性が残っているからです。

そのため、レベルⅡの問いであれば曝露Eがない人たち、レベルⅢの問いであれば介入Iを行わない人たちを研究対象者に含め、EやIがある場合とない場合とを比較します。「EやIがない場合」のことをC（比較対照）と言い、研究対象者のうちCに当てはまる人たちのことを対照群と呼びます。「対象」と「対照」は読みが一緒で紛らわしいので、注意してください。

EやIがある場合にのみアウトカムOが起きるのであれば、あなたが選んだEやIの影響や効果が示されたことになります。

　ここで例に挙げているリサーチクエスチョンの場合、「手術前の患者説明時に術後せん妄が起きる可能性を伝えない」ことがCに相当します。

O：アウトカム (Outcome)

　上の説明ですでに出てきましたが、最後のOはアウトカムです。アウトは「外へ」、カムは「来る」ですから、アウトカムとは「外へ出てくるもの」、すなわち結果として起きるものごとという意味です。わざわざ英語のまま呼ぶのは、「研究を通じて得られた情報（データ）」という意味での「結果（英語では result）」と区別するためです。

　アウトカムは、あなたの研究におけるいちばんの関心事、あなたがもっとも知りたいことです。基本的に、1つの研究でアウトカムは1つだけ設定します。そしてアウトカムが起きたか起きなかったかを明確に判定できるよう、しっかりと定義しておくことが大切です。

　例のリサーチクエスチョンの場合、「術後せん妄」がアウトカムだと考えるのでは不十分です。このリサーチクエスチョンでは術後せん妄全般を扱おうとしているのではなく、発生を予防できるかどうかに焦点を当てています。したがってここでのアウトカムは「術後せん妄の予防効果」と言えます。もちろん、「せん妄」という言葉の定義は、精神看護学分野などの教科書で確かめておくことになります。

　以上述べてきたことをまとめると、この事例におけるリサーチクエスチョンは、

P：認知低下のない65歳以上の、全身麻酔手術後の患者さんを対象に、
I：術前の患者説明時に術後せん妄が起きる可能性を伝える介入をする場合、
C：介入をしない場合と比較して、
O：術後せん妄の予防に効果があるかどうか

という構造をしていることがわかります。ここまでリサーチクエスチョンを絞り込むことができれば、研究プロセスの次の段階へと進むことができるでしょう。

引用・参考文献

1) Trochim W.(2006).The Research Methods Knowledge Base,3ed.Mason:Atomic Dog Publishing.
2) Brink,P.J.,&Wood, M.J.著 (1983)/ 小玉香津子, 輪湖史子訳 (1999). 看護研究計画書作成の基本ステップ. 日本看護協会出版会.

第3章

文献の探し方・検討の仕方

広島大学大学院医歯薬保健学研究院統合健康科学部門 教授
祖父江育子

神戸市看護大学看護学部 教授
加藤憲司

第1章では学問には階層性があることを学びました。
また、第2章ではリサーチクエスチョン（研究上の問い）を十分に絞り込み、練り上げるために
先行研究である文献検討を駆使することの重要性についてふれました。
看護研究に取り組む際には、自分が研究しようとするテーマに関連するさまざまな領域において
過去に発表された文献＝先行研究を丹念に調べる過程を経る必要があることが、わかったことと思います。
学会誌や専門誌、学術書などさまざまな場で、すでに発表されている先行研究の成果を「文献」と呼びます。
本章ではこの文献を検討（検索）することの目的や、検索の具体的な方法
集めた文献の活用方法について解説します。

第1節　文献検討（検索）の目的
第2節　文献の種類と活用方法
第3節　**文献検討の基本的な考え方**
　　　　❶情報収集の視点で文献を読む
第4節　**文献検討の基本的な考え方**
　　　　❷クリティークの視点で文献を読む
第5節　文献検索の進め方
第6節　文献入手の方法と整理の仕方
column 情報リテラシー

第1節 文献検討(検索)の目的

看護研究を進めるための先行研究の価値

　研究の価値は独創性にあります。新発見や新発明は、これまで誰も思いつかなかったこと、あるいは誰もやってこなかったことです。それでは、すでに発表されている研究成果を知る必要はないのでしょうか。

　いいえ、そのようなことはありません。

　現代においてどのような研究も参考となる知識が1つもない状態から始めることはほとんどありません。そのため、研究に取り組むときにはまず、何がすでに知られていることなのか、まだ知られていない（わからない）ことは何なのかを知る必要があるのです。そのためには先人の研究成果がまとめられた参考資料となる文書や書物が必要になります。この文書や書物などを総称して「文献」と呼びます。

　看護職にとって、エビデンスに基づいた最良の看護を実践するだけでなく、さらによい看護を開発し、提供することも重要な責務です。それらを生み出す基盤となる看護研究は、日々の看護実践のなかでふれた事象に対し、「なぜかな」「本当かな」と思ったり、感じたことを足がかりにスタートします。

　このときあなたはその事象に対してどうして、「なぜかな」「本当かな」と感じたのでしょうか。それはあなたが「知らないこと」だったからです。

　看護研究の最初のステップは、文献を使って、あなたが「知らないこと」を

①皆が知っていること：すでに研究で解明され、知識として得られている事柄

②皆が知らないこと：研究上の問い、リサーチクエスチョンになり得る事柄

③皆が知りたいこと：研究目的

④研究を通じて得たい解答：仮説

に整理していく作業となります。先行研究の知見は考える基盤になりますので、信頼できる知識がまとめられた「文献」が必要になるのです。

看護研究の各段階における文献検討

文献検討（検索）の目的は、研究の段階によって大きく2つに分けられます。第2章図表1の研究プロセスを示した「砂時計モデル」の段階に当てはめて考えてみましょう。

図表1 看護研究の各段階における文献検討

▼研究の段階　　　　　　　　　　　　▼文献検討を行う目的

砂時計モデル step 4　「リサーチクエスチョンを絞り込む」段階
- 研究の独創性を根拠をもって示すため
- 研究で採用すべき知識、理論を知るため

砂時計モデル step 9 10　「研究結果を解釈し、記述する」段階／「研究結果を公表する」段階
- 査読（学会誌などの査読者が、投稿された研究論文の掲載可否を判断する）
- 抄読会（学生や同僚、共同研究者などと、自分や他者が書いた論文を読んで評価し合う）

「リサーチクエスチョンを絞り込む」段階

まず1つは、解明したい研究上の問い＝リサーチクエスチョンを整理、分析する作業段階での文献の活用です。

　過去に発表された研究（先行研究）の成果である文献を情報として集めて、これまでに何が解決され、明らかになっているのか、そして何がまだ明らかになっておらず、課題として残っているのかを分析する過程を経ることで、自分が取り組もうとしている研究の独創性やオリジナリティ、これから研究する価値を、根拠をもって示すため

（リサーチクエスチョンがオリジナルとわかる／自分の研究で採用すべき知識、理論がわかる）

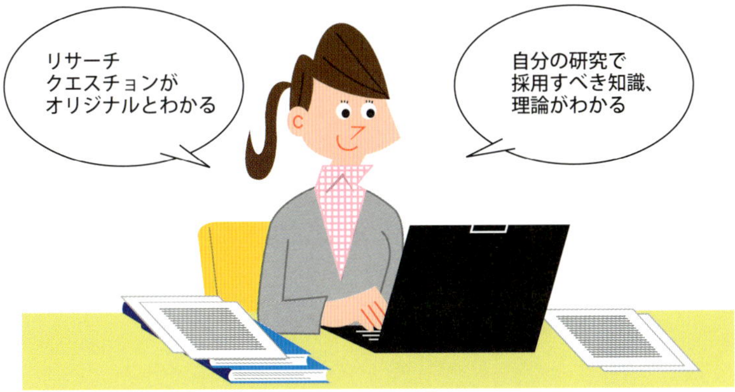

です。逆に言えば、**文献を調べることで、自分のリサーチクエスチョン（研究上の問い）がオリジナルなのか、そうでないのかを判断することができる**のです。

　また、この段階での2番目の目的として、自分のリサーチクエスチョンと関連する先行研究が、どのような理論を用いて進められてきたのかを知ることによって、**自分の研究で採用するべき知識や理論を知ることができる**のです。

　このように研究の準備段階で文献検討を行うことを通じて、みずからが研究を進めるために必要な知識を系統的に整理することができるのです。

「研究結果を解釈し、記述する」「研究結果を公表する」段階

　また、第7、8章で解説する研究成果を発表、公表する段階で、研究で得られた成果を評価するための文献検討も必要になります。

　学生や同僚、研究者間の抄読会というレベルでの文献検討もありますし、投稿された論文への査読というレベルでの文献検討もあるでしょう。

　こうした段階での文献検討は、得られた研究成果が、看護現場で本当に実践可能なのかという視点で、評価を行います。つまり、研究成果を共有し、実際の看護実践につなげていくための他者評価の視点です。このときには、それぞれの研究を尊重し、看護の質を向上させよう、という建設的な視点で評価を行うことを心がけるようにしましょう。

第2節 文献の種類と活用方法

文献とは何か

　一般的な意味での「文献」は幅広い意味合いをもちますが、**研究における「文献」とは主に、内容の学術性が担保されたうえで、公に発表されたもの**を意味します。書籍や、雑誌に掲載された論文などが主に該当します。

一次文献と二次文献

　文献には一次文献と二次文献があります[1]。

　一次文献とは、調査や実験などの研究を通じて得られた直接的な知見、またはそのような知見をまとめて解説したオリジナルの情報が収録されている文献です。学術雑誌に掲載された研究論文をはじめとする各種論文がその代表的なものですが、書籍の場合もあるでしょう。みずからの研究を進めるために必要となる文献のことです。

　一方、二次文献とは、上述の一次文献を探し出すための案内や手引きとなる索引誌、目録、書誌などです。インデックスとも呼ばれます。標題や著者名、掲載誌名、キーワード、アブストラクト（文献の要旨がわかる「抄録」）などが記載されたものです。以前は印刷物（冊子体）として索引誌は発行されていましたが、現在ではインターネット上で多数の二次文献がデータベースとして公開されており、無料、有料で利用でき、一次文献を横断的に検索することが可能になっています。なお、二次文献（データベース）の活用方法については、本章第5節で詳しく解説しています。

一次文献の種類

　研究に必要な複数の文献を探したり、読んでいく際には、地図を見るときと同様に、できるだけ**大きな構図やその背景から、より細部の論点へという、大から小へのルート**をたどるように心がけてください。

　まず入門書や教科書で問題の大枠を理解します。研究しようとするテーマの意味や定義、概念などを理解することが必要です。インターネットによる検索も関連領域の把握などに有用でしょう。その後、論文や図書館の蔵書を検索するデータベースなど

を活用して、研究に必要となる文献を集めていきます。

書籍ではある程度まとまった体系的な理論や知識を得ることが可能です。一方、雑誌には新しい知識に基づく論文が数多く掲載されています。一般的に、研究成果は学会発表を行って意見や批判を受けた後、さまざまな形式の論文としてまとめられ、専門雑誌などに投稿されます。そこで査読による修正などを経たうえで掲載されます[1]。

ただ、雑誌には学会や研究会の機関誌（学会誌、研究会誌）から出版社が発行している商業誌、大学や研究機関が発行している紀要など、さまざまな種類があり、その質のあり方はさまざまです（図表2）。

学会誌は内容の質の保証をするために厳格な査読システムを採用していますので、学会誌の論文を検索すると、研究のお手本となる論文に出合えることでしょう。そのような意味から、雑誌を検索する場合は、まずは学会誌からの検索をお勧めします。

第8章第8節「雑誌に投稿する」の項でも、各雑誌の性質について詳しく述べていますので、参照してください。

「原著論文」は、そのテーマにかかわる直接的でオリジナルな知識を含む論文ですので当然必読です。研究が活発になり、その分野で多くの研究成果が発表されると、「総説」（レビュー）といわれる論文が作成されます。「総説」はその分野の「原著論文」や書籍で発表されている研究成果を整理し、総合的に検討したものです。論争点を明確にしたり、今後の研究の方向性を示唆するような内容となります。研究テーマを考える際に大いに役に立ちます[1,2]。

また、商業誌で企画されている特集記事は、取り上げられている研究テーマの概略を把握できるので、総説が見つからないときに便利に活用することができます。

論文の種類、性質については、第8章第3節で詳しく解説していますので、参考にしてください。

図表2 各雑誌の特徴

媒体	特徴
学会や研究会の機関誌	研究論文を掲載していること、査読システムを各学会が整備していることなどから、学術性が高く、掲載論文の評価も高くなる。一方、投稿から掲載までに時間を要することも少なくない。
紀要	機関内の相互査読での掲載審査が多いため、論文としての評価が低くなりがち。年度発行している紀要であれば、早く掲載されるメリットがある。
商業誌	査読の基準が学術誌に比べて緩やかである。月刊などの形で定期刊行されているため、早く掲載されるメリットがある。

第3節 文献検討の基本的な考え方

❶情報収集の視点で文献を読む

基本的な文献の読み方

　本章第1節で述べたように、研究プロセスのうちで文献検討が重要となるのは、第2章で出てきた砂時計モデルの上半分、すなわちリサーチクエスチョンを絞り込むまでの段階と、研究実施後に結果を解釈する段階です。特にリサーチクエスチョンを絞り込む段階での文献検討は、「はじめよければすべてよし」の原則どおり、研究全体がうまくいくかどうかを左右するほどに重要なものです。

　リサーチクエスチョンを絞り込む段階での文献検討のコツは、第2節でふれたように、**大から小へのルートをたどる**ことです。

　ちょうど砂時計が上の方から中心部に近づくにつれてだんだん細くせまくなるのと同じように、文献の読み方も初めは広く浅くたくさん読み、その後だんだん数を減らして重要な文献に絞って深くじっくりと読むのです。つまり、文献を読むときの視点（目のつけどころ）は、リサーチクエスチョンの絞り込みの程度によって変化するということです。

　ここで、
①「広く浅く」読むときの視点を**「情報収集の視点」**
②「深くじっくり」読むときの視点を**「クリティークの視点」**
と名づけ、それぞれの読み方を次項以降で解説していきます。クリティーク（critique）とは、批評、論評を意味する言葉です。なお、研究実施後に結果を解釈する段階でも、クリティークの視点で文献を読むことになります。この段階では、**自分の研究によって得られた結果、それ自体もクリティークの対象となる**点が、リサーチクエスチョンの絞り込みの段階との違いです。

情報収集の視点で文献を読む

　情報収集の視点で文献検討（検索）を行う目的は、クリティークするべき重要な文献を見つけることです。膨大な文献の山のなかから重要な文献を見つけ出すことは簡単ではありません。1つひとつていねいに読んでいたらきりがないですね。

図表3 情報収集の視点での文献の読み方

1. 適切なキーワードを立てて検索する
　▼
2. 個々の論文のPECO/PICOを素早く読み取る
　▼
3. 読み取った内容をもとに、すでに知られていることとまだ知られていないことを整理する
　▼
4. 自分のリサーチクエスチョンを③と照らし合わせて、改良を繰り返す

　でも第2章で述べたように、今までに誰も明らかにしていない問いでなければ研究する意義がありませんから、先行研究の見落としがあっても困ります。そこで、情報収集の視点で文献を読む際のポイントとして、図表3の4つのポイントの流れに沿って、説明しましょう。

❶適切なキーワードを立てて検索する

　文献検索を効率よく行うには、検索語（キーワード）を上手に選ぶことがコツです。1つだけでなく数個のキーワードを組み合わせて検索することで、ヒットする文献の数を絞り込んでいきます。適切なキーワードの組み合わせを選ぶには、教科書や関連図書などを読んで、検索に役立ちそうな用語をあらかじめ書き出しておくようにします。

　多くの場合、個々の文献にもキーワードが設定されているので、図書館で自分が興味のある学会誌などをパラパラとめくってみて、どんなキーワードが使われているかを調べてみるのもよいでしょう。

　本章第5節で解説するように、文献の数を絞り込むにはキーワードを増やすこと以外に、文献の種類・発行年・抄録（要旨）の有無などの条件を付けることによっても可能です。こうした工夫を繰り返すことで、**ヒットする文献の数が自分の手に負える分量に収まってきたら、次のステップに進みます**。

❷個々の論文のPECO/PICOを素早く読み取る

　文献の数を絞り込むことができたら、次はヒットした文献の題名（タイトル）を1つひとつ見ていきます。**学術的な文献の題名は芸術作品とは異なり、題名を読めば内容がだいたい推測できる**ようにつけられています。

　そこで、題名を1つひとつ読み、「自分が関心のある内容かどうか」「自分のリサーチクエスチョンと関係がありそうかどうか」を判断していくのです。もしあなたが文

献の題名を見て、読むべき文献かどうかを判断できないのであれば、あなたの予備知識がまだ不足しているということです。教科書や入門書などにもう一度立ち返って、基本事項を学び直しましょう。

　読むべき文献が決まったら、それぞれの文献の抄録を読みます。「抄録」とは「要旨」「要約」「アブストラクト」と呼ばれることもあり、小説や映画でいう「あらすじ」のようなものです。抄録を読めば、その文献がどのような研究について書かれているのか、研究によってどんなことがわかったのか、などを、かいつまんで知ることができます。データベースを利用した検索の場合、本文は読めなくても抄録だけなら無料で読めることがありますので、試しにいろいろ読んでみましょう。

　そして、その文献に書かれている研究のリサーチクエスチョンを抄録から読み取る練習をするとよいでしょう。ここで役に立つのが、第2章第4節で学んだリサーチクエスチョンの4つの構成要素です。4つの構成要素とは、PECOまたはPICOでしたよね。すなわち、抄録からP：対象者、EまたはI：曝露要因または介入、C：比較対照、およびO：アウトカムを読み取れれば、その研究のリサーチクエスチョンを読み取れたことになります。それではここで、抄録の例文からPECO/PICOを読み取る練習をしてみましょう。

題名：ツイッターを用いた糖尿病患者の相互フォローが血糖コントロールに与える効果

抄録：在宅療養中の糖尿病患者を対象に、患者どうしおよび患者と医療スタッフとがツイッターを利用してコミュニケーションを行うことで、患者の血糖コントロールに効果があるかどうかを検討した。糖尿病で通院中の患者で同意が得られた男性を無作為に介入群20名と対照群20名に分け、介入群にはツイッターのアカウント登録を行うとともに、他の患者のアカウントのリストを氏名を伏せて配布した。ツイートの内容は①食事の内容、②体重、③1日の歩数とし、それぞれ写真を専用ウェブサイトにアップロードするとともに、互いにフォローし合うよう依頼した。必要に応じて、医療スタッフがリツイートし、内容に関してコメントした。一方、対照群には週1回外来を受診してもらい、経過を観察した。3か月の介入の後、介入群の平均体重、空腹時血糖値、およびHbA1c値はいずれも対照群と比較して有意に低下した。患者どうしが互いの食事内容や運動状況をフォローし合うことは、個々の患者が自らの行動を省みて、変化を促すうえで有効であることが示唆された。

　これは架空の研究であり、ここに書かれていることは実証されているわけではありません。読者の皆さんに、研究に少しでもなじんでもらえるような例を筆者が創作しました。

この研究の対象者「**P**」は、在宅療養中の糖尿病患者である男性40名です。このうち半数ずつを介入群と対照群に分けています。なぜ男性だけを対象にしたかというと、毎日体重をツイートしてもらわなければならないため、女性の協力を得られにくいと思ったから、と考えられます。

　次に、この研究は介入があるのでPECOではなく**PICO**ですね。介入「**I**」はツイッターに登録して①食事内容、②体重、③歩数をツイートしてもらうことと、患者さんどうしでフォローしてもらうことですね。ツイッターの経験者もいれば未経験者もいるでしょうから、ツイッターの経験の有無が結果に影響を及ぼさないよう、介入群と対照群を無作為（ランダム）に選んでいます。

　また、医療スタッフがときどきコメントするのも、患者さんの自主性に任せきりにせず、介入を継続することにつながる工夫と思われます。

　一方、比較対照「**C**」は、週1回通院してもらって経過を観ていくことです。最後に、アウトカム「**O**」は血糖コントロールができているかどうかの生体指標として、3か月後の体重、空腹時血糖値、HbA1cの平均値を測定しています。

　4つの構成要素がきちんと読み取れたでしょうか？

❸ 読み取った内容をもとに、すでに知られていることとまだ知られていないことを整理する

　文献の抄録を読んだら、その内容を記録に残しておきましょう。記録する事項は、後で自分が読んで内容を思い出せる程度でかまいません。情報収集の視点での文献検討においては、数をこなすことで自分が知りたい分野の全体像を概観するのがポイン

図表4 文献の記録の例

題名	ツイッターを用いた糖尿病患者の相互フォローが血糖コントロールに与える効果
著者名	△山○美、▲川●男
雑誌名	日本□□□看護学会雑誌　2012年　12巻6号　53〜56ページ
P	在宅療養中の糖尿病患者である男性40名
E / I	介入研究 ツイッターに登録して①食事内容、②体重、③歩数をツイート 患者どうしでフォロー(20名)
C	週1回、外来で経過観察(20名)
O	平均の体重、空腹時血糖値、HbA1c
備考	結論：ツイッターの相互フォローは血糖コントロールに有効

トです。記録は**図表4**のような様式をもとに作成するとよいでしょう。

　②で読み取ったPECO/PICOに加えて、題名・著者名・雑誌名などの情報を書いておけば、後で本文を読む必要が生じたときにすぐに探すことができます。備考欄も、自分が後で思い出しやすいように簡単にメモしておきましょう。

　自分のリサーチクエスチョンに関連する分野の全体像がつかめてきたら、その分野で何がすでにわかっていて、何がまだ明らかにされていないかを整理します。文献の記録を1枚1枚読み返して内容を思い出しながら、箇条書きでよいのでまとめてみましょう。ここでの作業は、第5章で学ぶ研究計画書の「背景」の部分を記述するためにとても大切なものとなります。

❹ 自分のリサーチクエスチョンを③と照らし合わせて、改良を繰り返す

　③で作成したまとめをもとに、あらためて自分のリサーチクエスチョンを見直してみましょう。もうすでに答えがわかっている問いになっていませんか？　それぞれの構成要素は十分に具体的ですか？　まとめを読みながら、自分のリサーチクエスチョンをよりよいものに洗練していきましょう。もしまだ情報が不足していると思ったら、①に戻ってさらに文献検索を続けてみてください。

　まとめと自分のリサーチクエスチョンとをしっかりと照らし合わせたならば、文献のなかでも特に重要なものや、もっと内容を知りたいものがいくつか見つかるはずです。そうしたら、論文そのものを取り寄せて、中身をじっくりと吟味する「クリティークの視点の読み方」へと進んでいきましょう。

第4節 文献検討の基本的な考え方

❷ クリティークの視点で文献を読む

　続いて、「深くじっくり」読むときの**「クリティークの視点」**での読み方を解説していきます。

　すぐれた看護技術をお手本にするのが看護技術修得の早道のように、研究においても、すぐれた先行研究をお手本として選択するために、論文をクリティーク（critique）する力が必要なのです[1,3,4]。

　クリティークにおける文献の質評価のポイントは、
①「なるほど、（だから）、おもしろい」または「なるほど、（だから）、使える」と思えるか
②論文のよいところを探す
③改善法について考える
ことです。

　プリセプターは新人ナースに対し、間違いを指摘するだけでなく、よい部分が伸びるよう積極的に働きかけると思います。同じように、どうすればさらによい論文になるかを考えながらクリティークすることは、研究方法を立案する訓練、論文を執筆する訓練になりますので、欠点の指摘だけにとどまるよりも、はるかに有益なのです。

　本項では、量的研究、質的研究という2つの大きな研究デザインの視点から、研究論文のクリティークの仕方について、解説します。それぞれの研究手法がどのよう

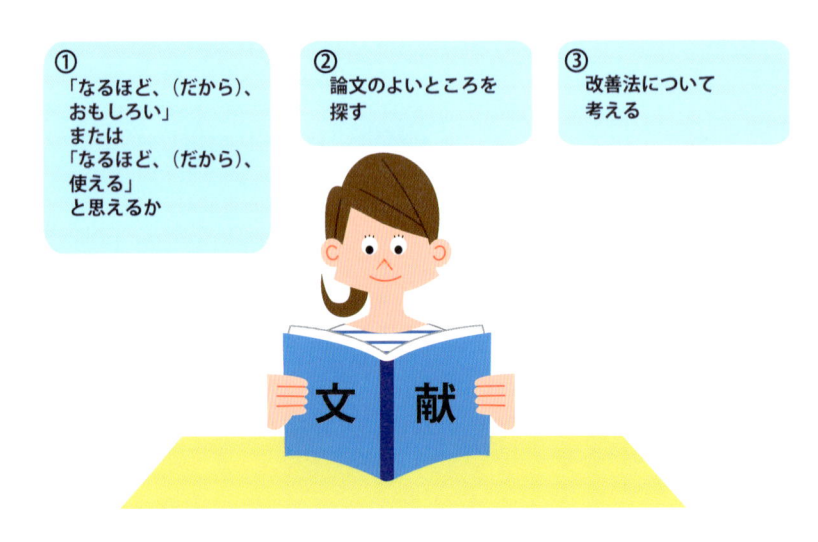

なものかについては、第4章で解説していますので、併せて読んでみてください。

量的研究のクリティーク

　量的研究は、仮説がすでにあって、事象間の因果関係を研究を通じて実証するプロセスです。これを論証の原則と言います。量的研究における論文のクリティークについて図表5に示しました。

　研究、特に「原著論文」の価値は、新奇性と信頼性で評価されます。「原著論文」のクリティークでは、誰もが知りたいと思う知識や技術で、これまで誰も思いつかなかった新しい発見や定義を、信頼できる証拠と論理を用いて説明しているかどうかについて吟味します。このときの順序は、「なるほど、（だから）、おもしろい」です。

　「なるほど、（だから）、おもしろい」のプロセスでは、まず証拠と論理に基づいた「なるほど」が成立しなければ、その研究の価値である「おもしろい」は評価されません。

図表5　量的研究論文のクリティーク（質の評価）

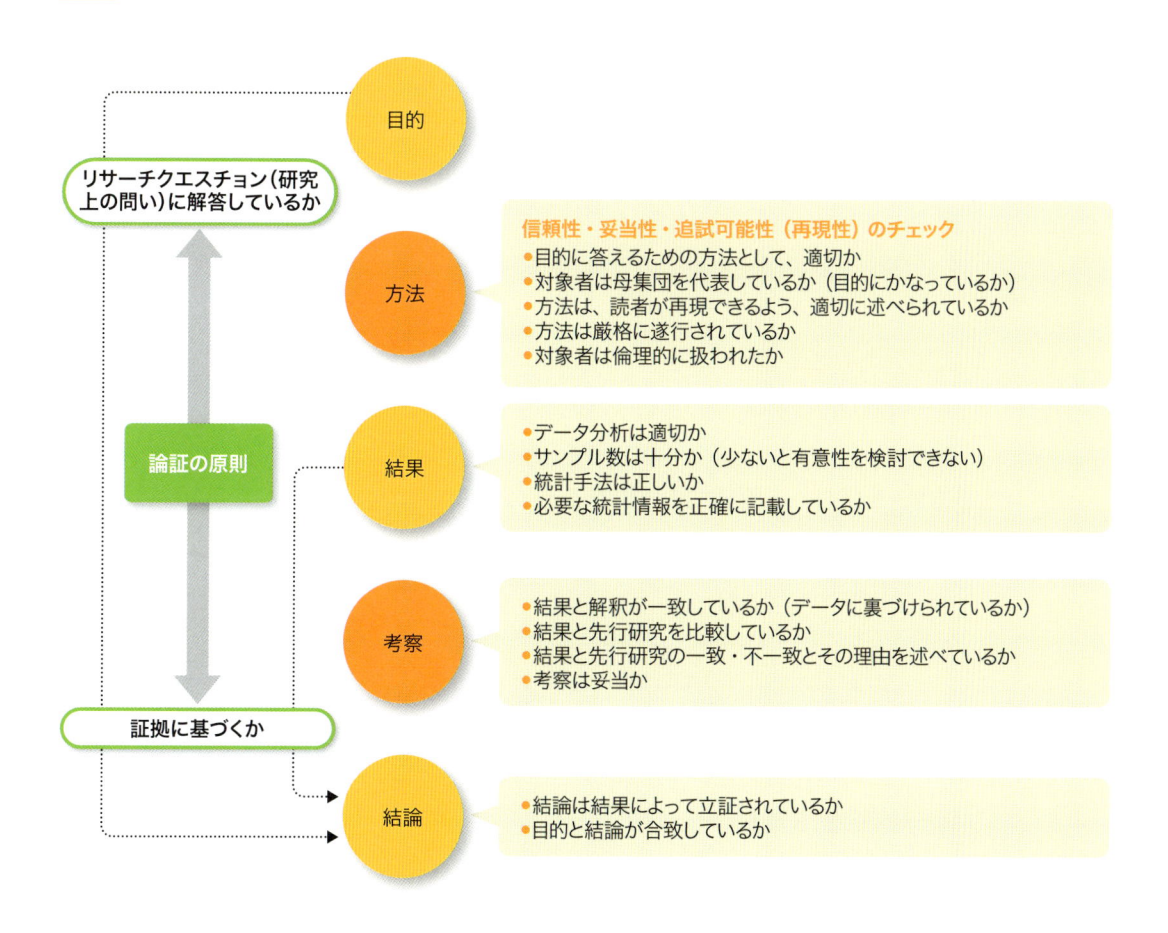

```
                        ┌─────┐
                        │ 目的 │
                        └─────┘
リサーチクエスチョン（研究
上の問い）に解答しているか
                        ┌─────┐   信頼性・妥当性・追試可能性（再現性）のチェック
                        │ 方法 │   ・目的に答えるための方法として、適切か
                        └─────┘   ・対象者は母集団を代表しているか（目的にかなっているか）
                                   ・方法は、読者が再現できるよう、適切に述べられているか
                                   ・方法は厳格に遂行されているか
                                   ・対象者は倫理的に扱われたか

     論証の原則          ┌─────┐   ・データ分析は適切か
                        │ 結果 │   ・サンプル数は十分か（少ないと有意性を検討できない）
                        └─────┘   ・統計手法は正しいか
                                   ・必要な統計情報を正確に記載しているか

                        ┌─────┐   ・結果と解釈が一致しているか（データに裏づけられているか）
                        │ 考察 │   ・結果と先行研究を比較しているか
                        └─────┘   ・結果と先行研究の一致・不一致とその理由を述べているか
                                   ・考察は妥当か
証拠に基づくか
                        ┌─────┐   ・結論は結果によって立証されているか
                        │ 結論 │   ・目的と結論が合致しているか
                        └─────┘
```

まず質を評価し、その後に重要性を評価します。研究の質は、「証拠に基づいているか」「説明の仕方は論理的かどうか」で評価します。順を追って評価の手順を確認しましょう。

初めに「結論」と「目的」を読む──論理の一貫性をチェックする

　論理の一貫性をたどるために、まず「結論」を、その次に研究の「目的」を読みます。「結論」は、研究目的である「問い」への「解答」ですので、たとえば「目的」が「術前剃毛の必要性を検討する」ならば、その解答である「結論」は「術前剃毛は必要である」あるいは「術前剃毛は必要でない」のいずれかとなるはずですね。

「結果」を読む──客観性が重要

　次に、証拠に基づく解答であることを「結果」を読んで確認します。「結果」の重要部分は図や表に示され、「結果」の要約は「考察」の節の第1段落に記載されることが多いので重点的にチェックしましょう。研究の全体像を把握しながら「結果」を読んでいきます。また、「結果」は証拠の提示ですので、客観性が重要になります。文章表現にまどわされず、論理の筋をしっかりと見きわめるようにしましょう。

「考察」を読む

　次に「考察」を評価するポイントですが、以下の3点に注意して読んでみましょう。
① 針小棒大型の考察（研究で得られた結果を誇張した、客観的でない考察）になっていないか
② ごり押し型・ご都合主義型の考察（結果を他者の意見、著者の経験で補強した考察）になっていないか
③ 羅列型の考察（研究で得られた結果に包括的な評価、分析を加えず、事実の羅列に終始した考察）になっていないか

「方法」を読む──再現性の確保をチェック

　そして「方法」のクリティークは慎重に行います。「結果」（証拠）を導く際に用いた方法に不備があれば、「結果」が成立しなくなります。「方法」は、論文を読んだ人が同じ方法で同じ結果を得られるかどうか確認できるよう（再現性の確保）、料理のレシピのように記載されていなければいけません。誰もが追試（再現）できるためには、「いつ・どこで・誰に・何を・どのように」といった明確な記述が不可欠です。

「倫理的配慮」を読む

　また「倫理的配慮」についてもクリティークします。疫学研究に関する倫理指針は、

研究者などが順守すべき基本原則として、科学的合理性と倫理的妥当性の確保を明示し[5]、臨床研究に関する倫理指針は、「臨床研究を実施するに当たっては、一般的に受け入れられた科学的原則に従い、科学的文献その他科学に関連する情報源及び十分な実験に基づかなければならない」と明記しています[6]。量的研究では患者さんなど研究対象者（被験者）に何らかの介入を行うことも多いため、被験者に不利益を与えることのないよう、文献に基づいた科学的合理性のある方法を用いることが必須要件です。

質的研究のクリティーク

量的研究が、論証の原則を満たすためには、調査や実験を行い、分析手法として統計学を用いるように、質的研究においても、多様な研究法や分析法が開発されています[3,7,8]。量的研究と同様に、質的研究のクリティークにも基礎的知識や基本的な分析技術が必要となります。質的研究に関する入門書や総説を読んでから、原著論文のクリティークを始めましょう（主な研究手法は第4章で紹介しています）。

ここでは、質的研究をクリティークする際のポイントを簡単にまとめておきましょう。まず押さえておくべきは**確実性、信ぴょう性、転用可能性、現実との関連性**です[8,9]。先ほどの考え方で言えば、確実性と信ぴょう性は「なるほど」、転用可能性と現実との関連性は「使える」です。つまり、**「なるほど、（だから）、使える」**の視点で質的研究の論文を評価します。

確実性とは、対象者の選定法やデータ収集法、解釈を明示しているか、**信ぴょう性**とは、トライアンギュレーション（異なる方法、研究者、データ源、理論を複数組み合わせて、結果の信頼性、妥当性を高める手法）の活用がなされているかなどで評価します。

転用可能性とは、たとえば、もともと戦場のコンテクスト（状況や文脈）で惹起された心理反応である「心的外傷後ストレス障害」（PTSD）が、家庭内暴力や虐待など他のコンテクストにおける心理反応にも当てはまるか、というようにある文脈で得られた解釈が他の文脈においても可能かどうか、を評価することです。

また、**現実との関連性**とは、研究成果が看護実践の問題と密接に関連しており、役に立つかどうかで評価します。

第1章で紹介した看護理論家として著名なナイチンゲール、ヘンダーソン、ロイ、オレムなどの理論は、「なるほど、（だから）、おもしろい」の論証による独創性と、「なるほど、（だから）、使える」の論証による転用可能性、現実（看護実践）との関連性をもっているので、看護理論として評価され活用されているのです。

第5節 文献検索の進め方

文献検索の手順

本節では図表6のStep1からStep2にあたる、具体的な文献検索の手順について解説していきます。

Step1

研究に必要な文献を集める前、下調べの段階の情報収集としては、入門書や教科書のほか、GoogleやYahoo!などの検索エンジンが有効です。天文学的なヒット数の情報（キーワード「看護」で約1億5700万件）を入手することができます。底引き網で海域を総ざらいするようなものなので、ときには思いがけない情報を得ることもできます。即時性の高い内容を網羅的に閲覧できるわけですが、発信者が不明、主張の論拠が曖昧なものも少なくありません。慎重に情報の質を判断しましょう。「最初に

図表6 情報収集から文献入手まで

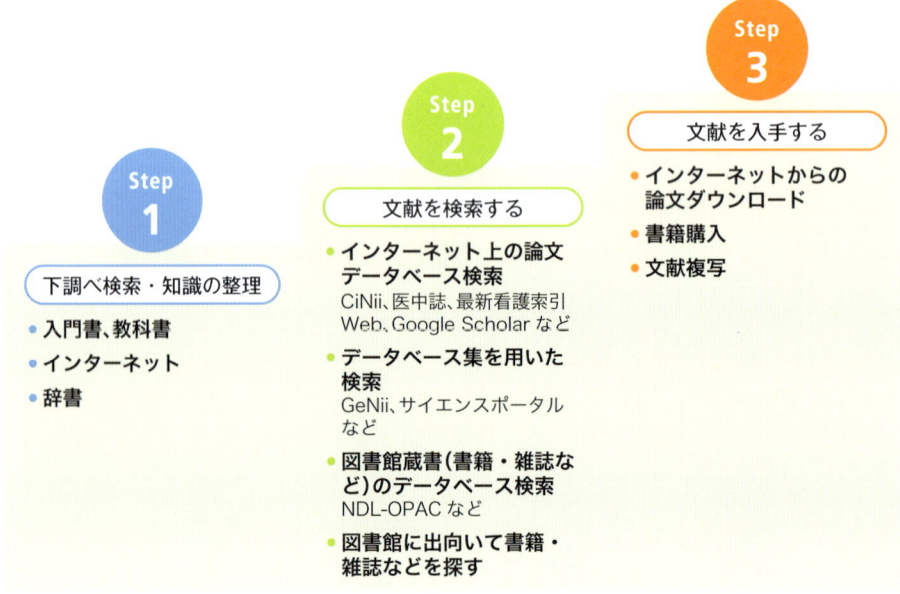

Step1 下調べ検索・知識の整理
- 入門書、教科書
- インターネット
- 辞書

Step2 文献を検索する
- インターネット上の論文データベース検索
  CiNii、医中誌、最新看護索引Web、Google Scholarなど
- データベース集を用いた検索
  GeNii、サイエンスポータルなど
- 図書館蔵書（書籍・雑誌など）のデータベース検索
  NDL-OPACなど
- 図書館に出向いて書籍・雑誌などを探す

Step3 文献を入手する
- インターネットからの論文ダウンロード
- 書籍購入
- 文献複写

ざっと見て、最後に念のため確認する」といった用途に便利です（本章末のコラム「情報リテラシー」もご一読ください）。

Step2

実際に文献検索をするときには、専門領域のデータベースから、近過去5年、最低3年をめやすに進めれば、最新のすぐれた文献をより早く効率的に得られる可能性が高くなります。文献の検索にはインターネット上のデータベースで探す方法と図書館の蔵書から探す方法があります。現在は多くの図書館の蔵書についても、図書館に行かなくてもインターネットで検索することが可能になっています。

文献のデータベースには「無料」「個人登録をして無料」「個人登録をして有料」「特定の機関でのみ利用可能（大学図書館など）」といった形があります[1,10]。

看護系学会では、日本看護科学学会、日本看護管理学会はホームページで学会誌掲載から1年以上たった論文を無料公開していますし、学会誌の目録をホームページに掲載している学会もあります。

以下に、インターネットでの文献検索、図書館の蔵書検索の方法を解説します。

データベースを用いた文献検索の実際

インターネットを使った検索の基本

ここでインターネットを使った検索の基本を解説しておきましょう（図表7）。検索エンジンによる下調べ検索でも、論文データベースによる文献検索でも共通のスキルです。本章第3節でも学んだように、検索語（キーワード）を上手に選ぶことが重要です。そのうえで、①AND検索（論理積）、②OR検索（論理和）、③NOT検索（論理差）の3種類の検索式を上手に活用していきましょう。

まず、キーワードを検索欄に入力し、検索アイコンをクリックすると、検索された

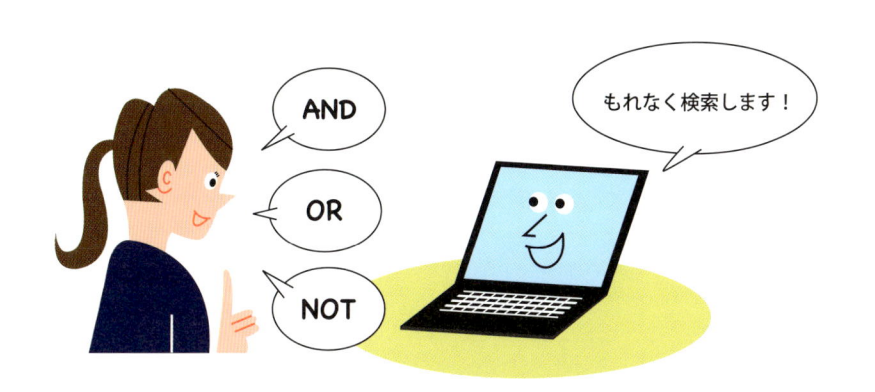

NOTE

▼1
本項で紹介した学会などのURLは以下を参照してください。
日本看護科学学会
http://plaza.umin.ac.jp/~jans/
日本看護管理学会
http://janap.umin.ac.jp
日本看護系学会協議会
http://www.jana-office.com
医学情報・医療情報 UMIN
http://www.umin.ac.jp

図表7 キーワードの組み合わせ（検索式）

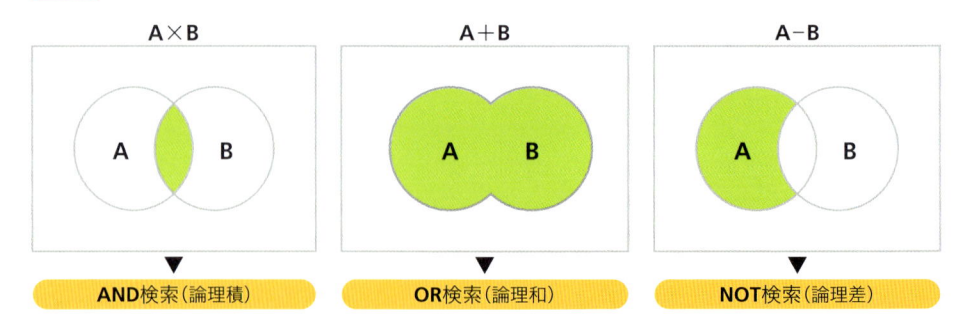

A×B	A＋B	A－B
AND検索（論理積）	OR検索（論理和）	NOT検索（論理差）

　インターネットを使った検索の基本は❶AND検索、❷OR検索、❸NOT検索の3種類です。検索エンジンによる下調べ検索でも、論文データベースによる文献検索でも共通です。
　まず、キーワードを検索欄に入力し、検索アイコンをクリックすると、検索された情報が表示されます。必要な情報だけを絞り込むための検索式（AND検索、OR検索、NOT検索）があります。AND検索（論理積）は、複数入力したすべてのキーワードを含む検索で、「糖尿病　透析」（半角・全角空白）と入力します。OR検索（論理和）は、複数入力したすべてのキーワードのいずれかを含む論文の検索で、「糖尿病 OR 透析」（OR は全角／半角・大文字）と入力します。NOT 検索（論理差）は、複数入力したキーワードのうち、NOT の直後のキーワードを含まない論文の検索で、「糖尿病 NOT 透析」（NOT は全角／半角・大文字）と入力します。また詳細検索は、論文名・著者名などを指定できます。

情報が表示されます。その後、検索式（AND/OR/NOT）で必要な情報だけに絞り込んでいきます。

　AND 検索（論理積） は、複数入力したすべてのキーワードを含む検索です。たとえば、「糖尿病　透析」（キーワードのあいだは、半角または全角のブランク）と入力します。

　OR 検索（論理和） は、複数入力したすべてのキーワードのいずれかを含む論文の検索で、「糖尿病 OR 透析」（OR は全角または半角の大文字。OR の前後にスペースを入力）と入力します。

　NOT 検索（論理差） は、複数入力したキーワードのうち、NOT の直後のキーワードを含まない論文の検索で、「糖尿病 NOT 透析」（NOT は全角または半角の大文字。NOT の前後にスペースを入力）と入力します。

　また、データベースを用いた文献検索では、下記の２つのポイントで進めていくことになります。
①インターネット上の論文データベース検索
②図書館蔵書のデータベース検索
　以下に詳しく説明します。

❶ インターネット上の論文データベース検索[1,10]

　原著論文や総説などの一次文献は、二次文献であるデータベースを使いインターネット検索ができます。研究の関心領域が心理学や社会学、工学など広範な場合は、複数のデータベースにリンクできるデータベース集（ポータルサイト）を利用するとよいでしょう。

(1) 国立情報学研究所・学術コンテンツ・ポータル「GeNii」
　　(http://ge.nii.ac.jp/genii/jsp/index.jsp)

　国立情報学研究所（Nii）による総合学術ポータルサイト。下記、5つのデータベースを横断的にまとめて検索できます。検索の目的がはっきりしている場合には、個別にそれぞれのデータベースにあたることも可能です。

文献を探す	**CiNii Articles** Nii論文情報ナビゲータ	学協会刊行物・大学研究紀要・国立国会図書館の雑誌記事索引データベースなどの学術論文情報を検索できるデータベース NOTE2
本・雑誌を探す	**Webcat Plus** 連想×書棚で広がる本の世界	全国の大学図書館1000館や国立国会図書館の所蔵目録、新刊書の書影・目次DB、古書店の在庫目録、電子書籍DBなど、本に関するさまざまな情報源を統合して、それらを本・作品・人物の軸で整理した形で提供されるデータベース
研究課題・成果を探す	**KAKEN** 科学研究費補助金データベース	1965年以降の文部科学省および日本学術振興会が交付する科学研究費助成事業により行われた研究が検索できるデータベース
分野別専門情報を探す	**NII-DBR** 学術研究データベース・リポジトリ	国内の学会、研究者、図書館などが作成している、さまざまな専門分野のデータベースを、個別にも、複数を同時にも検索することができる
教育・研究成果を探す	**JAIRO** 学術機関リポジトリポータル	日本の学術機関リポジトリに蓄積された学術情報（学術雑誌論文、学位論文、研究紀要、研究報告書等）を横断的に検索できるデータベース NOTE3

(2) JDreamⅡ (http://pr.jst.go.jp/jdream2/index.html)

　JDreamⅡは、科学技術や医学・薬学関係の国内外文献情報を検索できるデータベースです。収録文献は5800万件で、科学技術の全分野にわたり網羅的に収録されています。内容は、学協会誌（ジャーナル）、会議・論文集／予稿集、企業技報、公共資料などです。論文ごとに日本語で抄録（アブストラクト）が作成されています。

NOTE

▼2
CiNiiについては、本節52ページも参照してください。

▼3
学術機関リポジトリとは、大学などの研究機関が、その知的生産物を電子的形態で集積し、保存し、無料で公開するために設置する電子アーカイブシステム

(3) 国立国会図書館サーチ (http://iss.ndl.go.jp/)

　国立国会図書館サーチ（NDL Search）とは 2012 年から稼動した国立国会図書館の新しい検索サービスです。国立国会図書館が所蔵するすべての資料（書籍や雑誌をはじめとする日本で刊行されるすべての書物）を探すことができるほか、都道府県立図書館、政令指定都市の市立図書館の蔵書、国立国会図書館や他の機関が収録している各種のデジタル情報などを探すことができます。200 以上のデータベースを横断検索することが可能です。

　また国立国会図書館の蔵書に絞って検索できる「国立国会図書館蔵書検索・申込システム」NDL-OPAC（オパック）（http://www.ndl.go.jp/）も便利です。

(4) 最新看護索引Web (http://www.nurse.or.jp/nursing/education/library/sakuin.html)[1]

　国内唯一の看護分野に限定された雑誌文献情報データベースです。日本看護協会がデータ作成を行っており、初学者にも使いやすい仕様となっています。看護協会の会員図書館で所蔵する国内発行の看護および周辺領域の雑誌・紀要などに掲載された文献のなかから看護の実践・研究・教育に関する文献を集めたデータベースです。

(5) CiNii（サイニィ）(http://ci.nii.ac.jp)[10]

　CiNii は国立情報学研究所が運営している学術情報データベースで、(1) の GeNii にも収載されています。国内の学会誌や協会誌、紀要などに掲載された論文約 295 万編（2009 年現在）を収載したデータベース CiNii Articles と、大学図書館の蔵書を検索できる CiNii Books との 2 つのコンテンツで構成されています。

(6) 医中誌Web (http://www.jamas.or.jp)[1,10]

　医中誌 Web は、医学中央雑誌刊行会が運営する医学文献検索のためのデータベースです。国内発行の医学・薬学・歯学、看護学・獣医学などの医学関連領域の約 5000 誌から年間 30 万件以上の文献情報を収載しています。

　各大学図書館や看護協会で医中誌 Web の契約や使用許諾の状況は異なるでしょうが、勤務先や在籍校の図書館（図書室）が契約を結んでいる場合、無料で使用できます。また、個人向けサービスとして医中誌パーソナル Web があり、個人契約すると文献検索とネットでの文献複写依頼ができます。デモ版は無料で使用できますが、検索年に制限があります（次ページの「医中誌 Web の使い方」も参照）。

(7) Google Scholar (http://scholar.google.co.jp)[10]

　Google Scholar は、Google が運営する学術分野の検索サービスで、専門学会や学

術団体の学術専門誌、論文、書籍等を収録しています。GoogleやYahoo!などの検索エンジンによる検索よりも、研究に必要な文献を得る精度がアップしています。

(8) PubMed（パブメド）(http://www.ncbi.nlm.nih.gov/pubmed)[1,10]

PubMedは米国国立医学図書館（National Library of Medicine）が運営している世界最大級の医学・生物学分野の学術文献データベースです。米国を中心に約70か国4,800誌900万件を超える文献が収録され、毎月約3万件の文献が新たに追加されていますので、常に最先端の情報を入手できます。

(9) CINAHL（シナール）(http://www.ebscohost.com/cinahl)[1]

CINAHLは、EBSCO社傘下のCINAHL Information Systemsが制作した看護学のデータベースです。全米看護連盟と米国看護協会が発行しているすべての看護系雑誌と出版物など3000誌の看護学や健康全般に関する文献を収載し、約780誌の本文が閲覧できます。勤務先や在籍校の図書館（図書室）がCINAHLと契約していれば無料で使用できます。

❷ 図書館蔵書のデータベース検索

検索した文献がデータベースから直接入手できない場合は、文献の所蔵図書館を検索して確認し、直接、所蔵図書館に出向き自分で文献を複写（または貸借）する、あ

医中誌Webの使い方

文献検索の絞り込みはAND検索、OR検索、NOT検索と絞り込み条件があり、「すべての絞り込み条件を表示」をクリックすると、出版年の制限や「会議録を除く」「原著論文」のみなどの絞り込み検索ができます。

「シソーラス」は、医学・歯学・薬学・看護学・獣医学・公衆衛生学等の分野で使われている用語を15のカテゴリーに分類し、階層的に概念を位置づけたものです。たとえば「心的外傷後ストレス障害」（PTSD）で文献数が少ない場合は、上位概念の「ストレス障害」で検索するなどの工夫をします。また、ディスクリプタ（見出し語）として同一概念を表す用語を選定していますので、モレの少ない検索が可能になっています。

検索された文献の画面「抄録を見る」のアイコンをクリックすると抄録を閲覧できます。また、当該図書館における所蔵、文献所蔵図書館、本文にリンクできるデータベースのアイコンなどが表示され、「J-STAGE」や「メディカルオンラインPDF」のアイコンがあれば、クリックすると本文を閲覧・印刷・保存できます。本文閲覧が不可能な場合は、「CiNii」のアイコンをクリックして、「NDL-OPAC」「CiNii Books」で所蔵図書館を検索します。自分が所属している機関が契約する医中誌Webを使用している場合は、「CiNii Books」の前に「所蔵確認」のアイコンをクリックして、自分の施設の図書館に所蔵がないかを確認します。

るいは文献複写(貸借)サービスを行っている図書館や業者に依頼することになります。文献の所蔵確認は、OPAC(Online Public Access Catalog)やCiNii Books[NOTE4]などで行えます。

　OPAC(オパック)とは、各図書館の蔵書が検索できるデータベースです。各図書館のホームページ上に「OPAC」あるいは「蔵書検索」のアイコンが置かれていますので、文献の書誌的事項(表題、著者名、収載誌名、発行年、巻、号、収載頁など文献の基本的情報)を入力し、欲しい文献が図書館に収蔵されているかどうかを確認します。

　効率的な検索手順として、まずは、日本で発行されたすべての出版物が納められている国立国会図書館のNDL-OPAC(52ページ(3))で文献検索した後に、自分の大学や近隣の図書館に蔵書がないかをCiNii Booksなどで検索する使い方が便利です。

NOTE

▼4
CiNii Booksは全国の大学図書館などが所蔵する図書・雑誌をインターネットで検索できる日本最大の文献総合目録・所蔵情報データベースです(2013年3月で終了するNACSIS Webcatの後継サービス)。

第6節 文献入手の方法と整理の仕方

本節では、本章図表6「Step3」の文献入手の方法と整理の仕方について解説します。

Step3

文献を入手する具体的な方法としては、以下のような手段が考えられます[1,10]。

① データベースから直接リンクして本文をダウンロード、印刷または保存する
② 勤務先や在籍校の図書館（図書室）で、電子ジャーナルを検索し、印刷・保存する
③ 全国の図書館の蔵書を横断検索できるCiNii Booksや、個別の図書館における蔵書を検索できるNDL-OPAC、OPACで調べ、直接、所蔵図書館に出向き自分で複写するか、業者に遠隔文献複写を依頼する
④ 勤務先や在籍校、近隣の図書館（図書室）に文献複写を依頼する
⑤ 文献（書籍など）を購入する

国立国会図書館は、登録利用者制度に登録すると、同図書館所蔵の文献や電子ジャーナルの複写を、インターネットや郵送で依頼できます。

日本看護協会（www.nurse.or.jp）の会員になると、ユーザー登録後「JNA 会員ダイレクト」を利用して「最新看護索引 Web」（日本看護協会看護研究センター図書館編）による文献検索、「JDream II」（科学技術振興機構）による文献検索、文献複写の依頼ができます。

医学中央雑誌刊行会は、医中誌 Web の機関契約者、個人契約者、それ以外の人を対象に、3種類の文献複写サービスを行っていますので、仮に個人契約していなくても文献複写サービスを利用できます。

CiNii は所属機関と個人登録の有無で4種類の利用区分を設け、文献複写サービスを提供しています。

文献整理の仕方

文献を入手したら、研究をスムーズに進めるために、文献の書誌的事項（表題、著者名、雑誌名、巻、号、ページ、発行年（西暦））がすべて文献に記載されているか

を確認し、不足部分があれば調べておきます。

　書籍を複写する際は、必ず巻末（巻頭のタイトル扉の次ページに掲載の書籍もある）に記載のある著者・書名・発行社、発行日などが記載された「奥付」を複写しておくことを忘れないようにしましょう。

　また書籍の特定の章など一部分を利用する場合は、章の著者名と表題を書籍の書誌的事項とともに、翻訳書の場合は原書の書誌的事項と翻訳書の書誌的事項をともに複写（筆記）します。

　ウェブサイトの情報の場合は、Internet Explorer などのウェブブラウザの"お気に入り"に登録したり、エクスポートして保存するだけでなく、必ず印刷して保存します。ウェブ情報はいつでも書き換え可能で、消去されてしまうリスクがありますし、パソコンにも常に故障のリスクがあるからです。

　ウェブ情報の書誌的事項は、「著者名，ウェブページの題名，ウェブサイトの名称，入手先 URL，（参照日付）」です。「総務省統計局，平成 22 年国勢調査，総務省ホームページ，www.stat.go.jp（last accessed 2012/03/31）」のような形で必要事項を控えておきます。

文献カードを作成する

　入手した文献は、文献番号と入手日を直接記入し、Excel などを使って文献リストを作成して整理します。このファイルもパソコン本体だけでなく、USB などでも保存し、データの破損や紛失などのアクシデントに備えます。また、文献を要約した文献カードを作成しておくと、文献検討や考察を行う際に便利です。

　文献カードは、Word を使い A4 サイズ 1 枚に収まるように本文を要約する方法や、Excel の列に目的・方法・結果・結論を置いて作成していく方法など、使い勝手のよい方法を各自工夫しましょう。42 ページで紹介した整理の方法も一例です。また現在は文献管理ソフトもありますので、可能であれば利用してみましょう。

引用・参考文献

1) 山崎茂明，六本木淑恵 (2010). 看護研究のための文献検索ガイド，第 4 版増補版．日本看護協会出版会．
2) American Psychological Association(2009)/ 江藤裕之，前田樹海，田中建彦 (2011).APA 論文作成マニュアル，第 2 版．医学書院．
3) 黒田裕子 (2012). 黒田裕子の看護研究 Step by Step，第 4 版．医学書院．
4) Polit,D.F., Beck C.T.(2011).Nursing Research: International Edition Generating and Assessing Evidence for Nursing Practice，9th edition. Lippincott Williams & Wilkins.
5) 厚生労働省．疫学研究に関する倫理指針．
www.mhlw.go.jp/general/seido/kousei/i-kenkyu/ekigaku/0504sisin.html (last accessed 2012/03/16)
6) 厚生労働省．臨床研究に関する倫理指針．
www.mhlw.go.jp/general/seido/kousei/i-kenkyu/rinsyo/dl/shishin.pdf. (last accessed 2012/03/16)
7) Denzin, N.K., & Lincoln Y.S. (2000)/ 平山満義監訳 (2006). 質的研究ハンドブック 2 巻――質的研究の設計と戦略．北大路書房．
8) Rice,P.L., & Ezzy D.(1999)/ 木原雅子，木原正博監訳 (2007). ヘルスリサーチのための質的研究方法――その理論と方法．三煌社．
9) 岡村純 (2004). 質的研究の看護学領域への展開―社会調査方法論の視点から．沖縄県立看護大学紀要，5，3-15．
10) 讃岐美智義 (2011). 超文献管理ソリューション．学研メディカル秀潤社．

column

情報リテラシー

　情報リテラシーとは、情報を使いこなす能力です[1]。情報を収集して、分析・管理し、発信する能力であって、単に情報機器を扱う能力だけではありません。

　Evidence-Based Practice/Nursing が示すように、もっとも信頼できる情報は「論証の原則」を満たした情報です。つまりその内容を検証できる情報でなければいけません。内容の検証には情報源が必須であり、情報の信頼性を判断する際のポイントは「誰が、何を、なぜ」という視点です。書籍や新聞などの場合は、その情報源（誰）が明確な場合が多く、公表に至る過程でスクリーニングを経ていますので、一定の質が保証されていると言っていいでしょう。

　一方、インターネットは、匿名による情報の発信と交流を許容し、自由で多様な広がりを包容して進化する情報ツールです。そのため匿名での本音や幅広い意見、詳細な情報に出合えますが、前述したように、その根拠の信頼性は十分ではありません。その解釈や利用の際に、より高い情報リテラシーが必要になります。

　ウェブ情報の信頼性を担保する要件は、情報源の明示と情報源へのアクセス、内容の専門性、ウェブサイトの品質管理です。Stanford Persuasive Technology Lab（スタンフォード説得技術研究所）は、ウェブサイトの信頼性に関する調査から、信頼性の要件として、実世界の住所の記載、電話番号の表示、e-mail アドレスの表示、記事ごとの著者名、顧客の質問に対する迅速な反応、情報源に基づいた包括的な情報提供、情報の更新などを挙げています。

（祖父江育子）

引用・参考文献

1) 大島武, 寺島雅隆, 畠田幸恵他 (2010). ケースで考える情報社会──これからの情報倫理とリテラシー, 第2版. 三和書籍.

第4章

研究デザインと研究手法

大阪大学大学院医学系研究科保健学専攻 教授
大野ゆう子

滋慶医療科学大学院大学医療管理学研究科 准教授
笠原聡子

第3章までで、研究テーマの絞り込み方について学びました。
本章では、いよいよ研究の具体的な方法を学習し
研究を具体的にどう進めるべきか、その方向性を確認していきます。
まずは、帰納―演繹、質的―量的といった研究手法の大分類をつかみ
その後に個々の手法について理解していきましょう。
初学者のうちは使わない手法についてもふれますが、知識として理解し
精度の高い研究のありかたについて学んでほしいと思います。

第1節 研究デザインとは
第2節 研究デザインの大分類
第3節 研究デザインの種類と選択
第4節 研究デザインと実施順序性
第5節 その他の研究デザイン

第1節 研究デザインとは

　臨地実習や臨床実践のなかで生じた漠然とした疑問（クリニカルクエスチョン）を科学的に検証可能なリサーチクエスチョンとしてモデル化した後に、文献検討を経て研究テーマの絞り込みを行う、というプロセスを第2、3章で学びましたね。

　その次はいよいよ、研究の具体的な方法を確認する作業に入ります。この章では、**研究デザインの大分類と、それらに含まれる個々の研究デザイン**について説明します。また、<u>妥当性、信頼性が高く、効果的な研究結果を導き出すのにふさわしいデザインを選ぶための視点</u>[NOTE1]についても述べていきます。研究デザインとはいわば研究の「型」です。**研究目的を達成するためには、それに適した「型」つまり研究デザインを選択する必要がある**ことを忘れないでください。第2章では「問いの形が決まれば、その後の研究の進め方がほぼ自動的に決まる」ということも学びましたね（第2章図

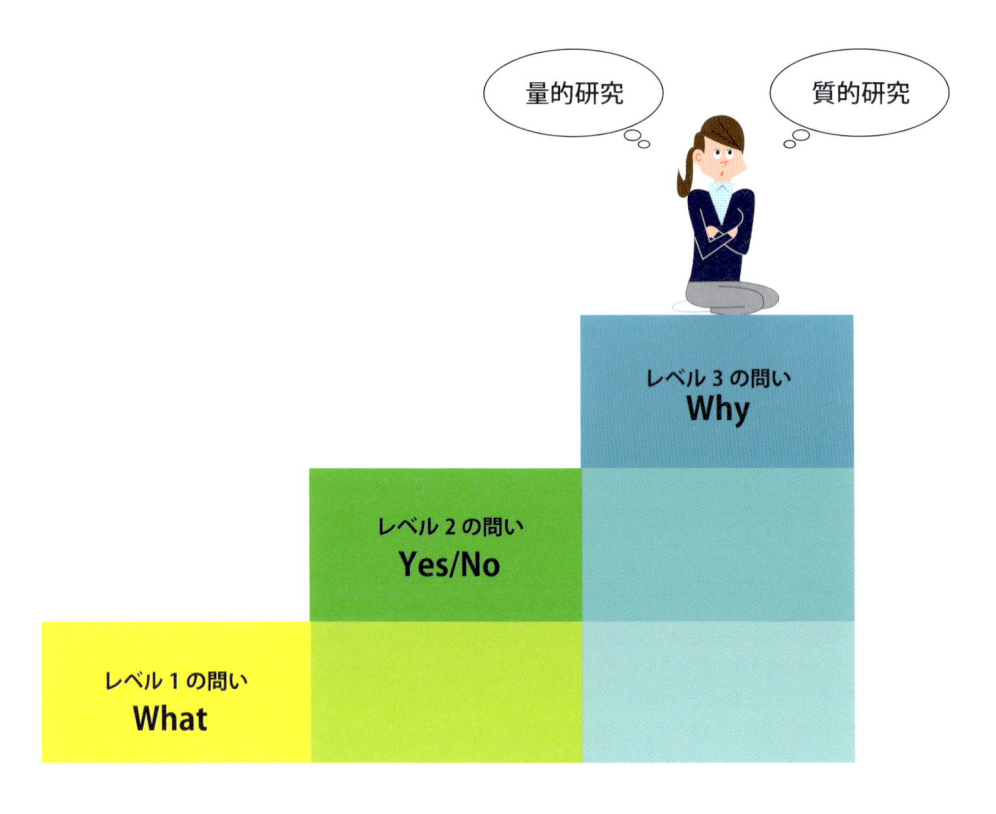

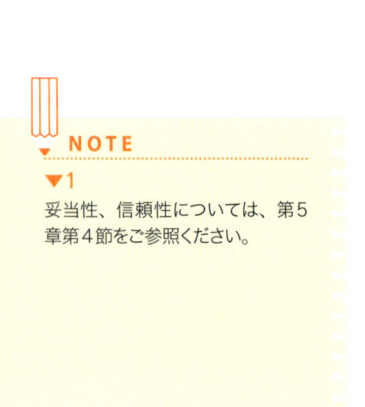

> **NOTE**
> ▼1
> 妥当性、信頼性については、第5章第4節をご参照ください。

量的研究　質的研究

レベル3の問い **Why**
レベル2の問い **Yes/No**
レベル1の問い **What**

図表1 研究方法の主な構成要素

構成要素	内容
研究デザイン	研究の実施方法
対象者	対象者の条件や選択の方法
観察項目	観察項目の内容や評価の方法
観察方法	対象や観察項目の観測方法（データ収集方法）
統計学的事項	調査規模（サンプルサイズ）の設定、データの解析方法

表1参照）。このことも頭の片隅にとどめながら、本章を読み進めてください。

　また、本章はやや発展的な内容で、抽象的な記述も含みます。初学者の皆さんには一読して理解できない箇所があるかもしれません。けれど、今の段階ではそれでも結構です。それぞれの研究手法を今の時点では使わなくても、知識として身につけておき、今後、皆さんがより深く看護研究に取り組む際に、もう一度本章に立ち戻って、再読してください。

　第5章で詳しく学ぶ「研究計画書」は研究の全工程を具体的に示したもので、研究の「設計図」に相当します。研究計画書に書かれる内容には「研究目的」「研究の意義」「研究方法」などがありますが、このなかの「研究方法」の構成要素の1つに研究デザインがあります（**図表1**）。

第2節 研究デザインの大分類

学問的推論方法

　研究デザインの分類方法は多様です。まず、**学問的推論方法**という分類を紹介します。「推論」とは、すでにわかっている事実をもとに、まだわからない事柄を知ろうとすることです。図表2に示すように学問的推論方法には、**帰納的推論**と**演繹的推論**の2つがあります。

　帰納的推論に基づく研究とは、研究対象をありのままに観察し、記述することに始まり、共通する性質やプロセスを考えていき、最終的に「これはこういうことが原因らしい」とか「こうやるとこうなるものらしい」という「仮説」を見出すという研究のありかたです。言い換えると、あるがままの現象のある部分を単純化し、理論化、モデル化していく過程をたどることです。

　一方、演繹的推論に基づく研究とは、「これはこういうことだ」「こういう性質をもつものを同じ種類としてグループ化しよう」などと先に定義を決めておいて（または、すでに広く受け入れられている定義や仮説を使う）、現実の例にあたり、「こういう場合も同じことが観察されるだろうか」「こうやっても同様の結果を得ることができるだろうか」を確かめていく過程をたどります。

図表2　学問的推論方法

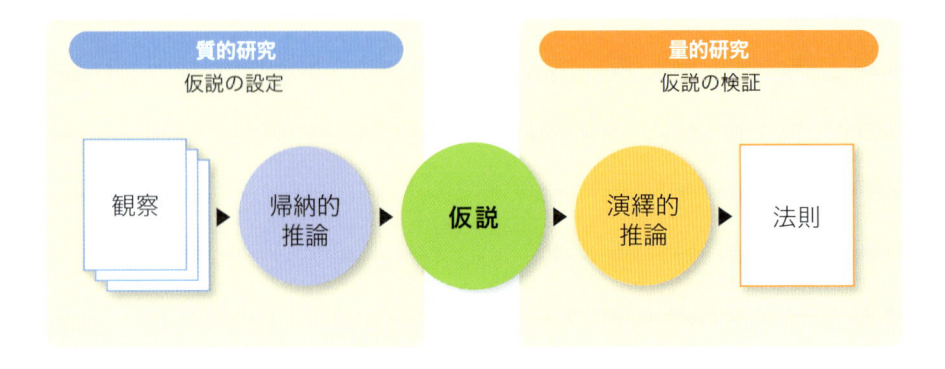

質的研究　仮説の設定　／　量的研究　仮説の検証

観察 ▶ 帰納的推論 ▶ 仮説 ▶ 演繹的推論 ▶ 法則

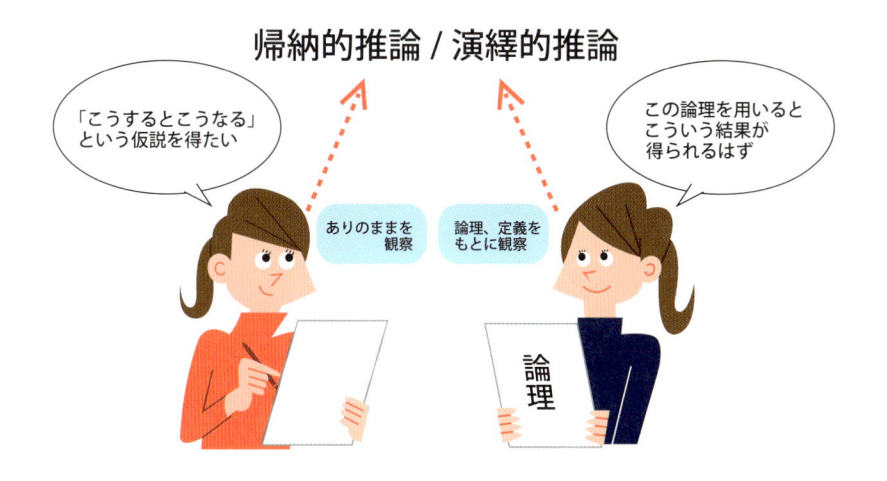

帰納的推論 / 演繹的推論

「こうするとこうなる」という仮説を得たい

ありのままを観察

論理、定義をもとに観察

この論理を用いるとこういう結果が得られるはず

論理

帰納と演繹を補完的に使いながら研究を進める方法

　この2つの方法は互いに補うような形でも用いることができます。

　たとえば「こうやったらうまくできたけれど、こうやってもうまくできた」という体験を重ねたところで、それらに共通する要素を考え、そこから「帰納的」に推論して「うまくいく方法論」を考える。その次に、考えた「うまくいく方法論」が正しいかどうかをいろいろと「演繹的」に試していく、という形で研究を進めることも可能なのです。

　一方、上述の例とは逆に、ある書籍にはこういう場合はこうしたらいいと「まとめ（＝定義）」が書いてあったので、それが本当であるかを実際にいろいろと「演繹的」に試してみる。その結果から、「定義」の不備を「帰納的」に検討して定義を考え直す、という研究過程もあります。

　すなわち、**一度「わかった」ものでも再度試してみる、実際の経験と照合して、新たな科学的知識で検証して、よりよいもの、より真実に近いものを探していくという過程が大切であり、この過程こそが研究のプロセスそのもの**なのです。

質的研究と量的研究の違いを知る

　「質的研究」と「量的研究」という分類もあります。図表2に示したように、大きく、帰納的推論に基づく枠組みが質的研究、演繹的推論に基づく枠組みが量的研究と言えます。また、量的研究と質的研究は収集するデータの取り扱いに違いがあります。

導き出される結果やデータの取り扱いについての違い

　質的研究では、研究者自身が対象者に面接などを行うことを通じて研究を進めていきます。また、個人の主観や文化背景によって真実は異なり、それを見出すことが目的とされています[1]。経験した個人によるものごとのとらえ方や気づきの数だけ真実があるという立場をとるのです。一方、量的研究では、質問紙などを通じて研究を進めていき、結果として導き出される真実は1つであるというスタンスをとります。

　また、量的研究では検討するデータを分析する段階で、通常、すべて定量化（数値化）します。一方、質的研究ではすべてのデータが定量化できるとはかぎらず、むしろ定量化できないものがほとんどであるのが現状です。それら質的研究で得られたデータ（現象や出来事）は主にテキスト（文章）として表され（これを定性化と言います）、テキストのまま分析に用いられます。質的研究を行う研究者は、定量化することで失われてしまう情報にこそ深い意味を見出しており、より詳細に検討すべき内容が含まれているという認識で研究を進めていくのです。つまり、**基本的に質的研究は現象の測定が不可能、量的研究は現象の測定が可能という違いがある**のです。

データ収集と分析における研究者のスタンスの違い

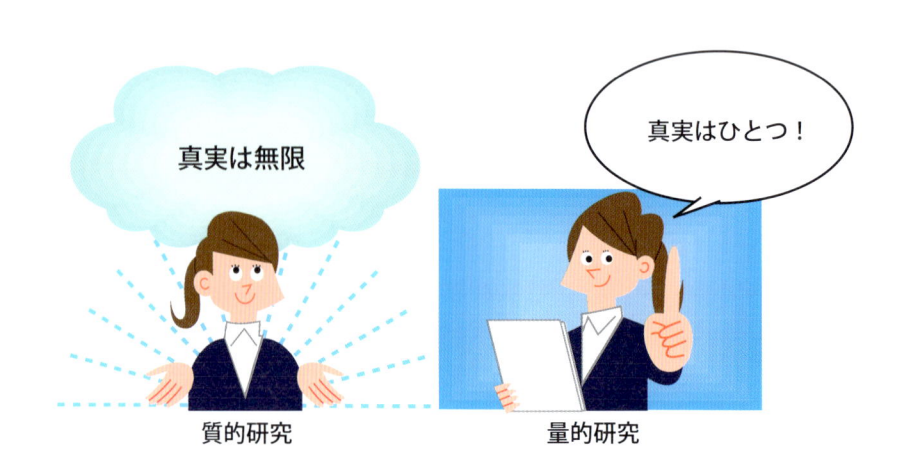

　質的研究と量的研究は、データの収集と分析における研究者のスタンスにも違いがあります。

　量的研究では、研究者と研究対象者は一定の距離が保たれており、両者は明確に区別できます。つまり**データの収集と分析において、研究者は客観性を維持することができる**のです。

　一方、質的研究では、研究者はデータの収集と分析をはじめとする研究そのものの

図表3 質的研究と量的研究の特徴

	質的研究	量的研究
もととなる学問的思考	帰納的推論 現象は測定不可能	演繹的推論 原則的に現象は測定可能
研究目的	仮説（理論）作成 あるがままの現象を観察、記述し、理論化やモデル化を行う	仮説（理論）検証 理論やモデルが、実際に観察される現象と確かに適合しているかどうかの検証を行う
データ収集方法	● 観察法（参加観察） ● 観察法（非参加観察） ● 面接法（個人面接） ● 面接法（集団面接） ● 面接法（電話面接） ● 質問紙法 ● 記録物分析 などが多い	● 観察法（非参加観察） ● 観察法（生体・環境情報の観察） ● 質問紙法 などが多い
データの種類	テキスト、写真、など	数値
サンプルサイズ	小さい	大きい
統計的分析	しない	する
結果としての真実	複数	ひとつ
計画段階での結果の想定	未知であることが多い	想定可能なことが多い
研究プロセス	並行的（反復） 研究計画の段階では未定の部分が多い	直線的（一方向性） 研究計画の段階でほぼ決定
研究者と研究対象者の関係	分離されていない（客観性：低い）	分離されている（客観性：高い）
ほかの名称	● 帰納的研究 ● 記述的研究 ● 理論的研究	● 演繹的研究 ● 分析的研究 ● 実証的研究

中心に位置し、データの選択や解釈などの全体に影響を及ぼすことになります。**研究対象者と研究者は切り離せない関係にある**のです。

　実際のデータ収集と分析の方法には**図表3**に示したように多くの異なる手法があります。量的研究では質問紙法、質的研究では面接法が多くとられている手法です。なお、具体的なデータ収集の方法については、第5章第2節および96ページのコラムで解説していますので参照してください。

研究プロセスの違い

　質的研究と量的研究は、研究プロセスにも大きな違いがあります。
　量的研究では、その多くが、設定した仮説を検証するために適した具体的な研究計

画を立て、実施・分析し、仮説が検証されるか否かを検討するという、直線的な過程をたどります。そして、研究デザインが決まれば、その後の具体的な研究方法から分析まではほぼ計画の段階で決まることになります。

ところが質的研究は、計画の段階でその後の詳細な分析までを想定することは難しく、まれだと言ってもよいでしょう。データの収集と分析は、量的研究では順を追ってなされますが、質的研究では、データを収集した後、分析を行い、その結果を受けて計画の修正を行い、さらに新たなデータ収集を行うなど、**データ収集と分析を同時進行で行っていく**のです。

結果の解釈も同様で、量的研究では、すべての結果がそろった時点で解釈を行いますが、質的研究ではデータから抽象化（一般化）を行い、その後さらにデータ収集を行うといったように、何度も結果と考察を往復する作業をします。質的研究では、結果と考察を繰り返すことによって、仮説やモデルの抽象化をさらに強固なものへと鍛え上げていくこととなるのです。

量的研究では基本的に、研究デザインそのものがすでに科学的に確立されており、ふさわしい研究デザインを選択することで、そこから得られる結果の頑強性も保証されます。

一方、質的研究では、研究デザインそのものの科学性は確立されつつあるものの、量的研究に比べると依然として十分ではない部分がありますので、その点を補うために結果と考察を繰り返し往復するという手法をとるのです。

また、量的研究で得られる結果は研究に着手した時点で想定可能であることが多いのに対して、質的研究で得られる結果は未知であることがほとんどであるという特徴もあります。

あいまいになっている境界線

以上、質的研究、量的研究の相違を説明してきましたが、現在では方法論的に両者の境界はかなりあいまいになってきています。

その一例を紹介しますと、質的研究の典型例であった面接法の分析においても<u>テキストマイニング</u>や<u>潜在構造分析</u>などの客観化する方法が導入されたり、少数例のデータに基づくシミュレーションや確率モデルが検討されるようになっています。
NOTE2　NOTE3

また先述したとおり、研究はもともと、「観察・実験／仮説検証」「帰納／演繹」「探索／実証」を繰り返しつつ進めていくものですから、数例の詳細な観察から仮説を構築した後に多数例で検証を行ったり、多数例の観察に基づき仮説を設定し少数例で検証するなど多様な経過をとるものです。

ですから、**この研究は「質的」なのか「量的」なのかを当初から区別することが重**

NOTE

▼2
テキストマイニングとは、一定の形式に整理されていないテキストデータ（非定型的な文章など）を単語などに分割し、その出現頻度や相関関係などをデータマイニングの手法を使って解析することで、一定の知見や発想を得るテキストデータ分析手法のことです。なお、マイニングとは発掘するという意味があり、データマイニングとは、大量のデータのなかから隠れた関係性や意味を見つけ出す手法のことをいいます。

▼3
潜在構造分析とは、社会現象を理解することを目的として、直接観測できる変数だけでなく、直接は観測できない変数、つまり潜在変数をもモデルに導入して、潜在変数と観測変数との間の因果関係を同定する統計的アプローチのことです。

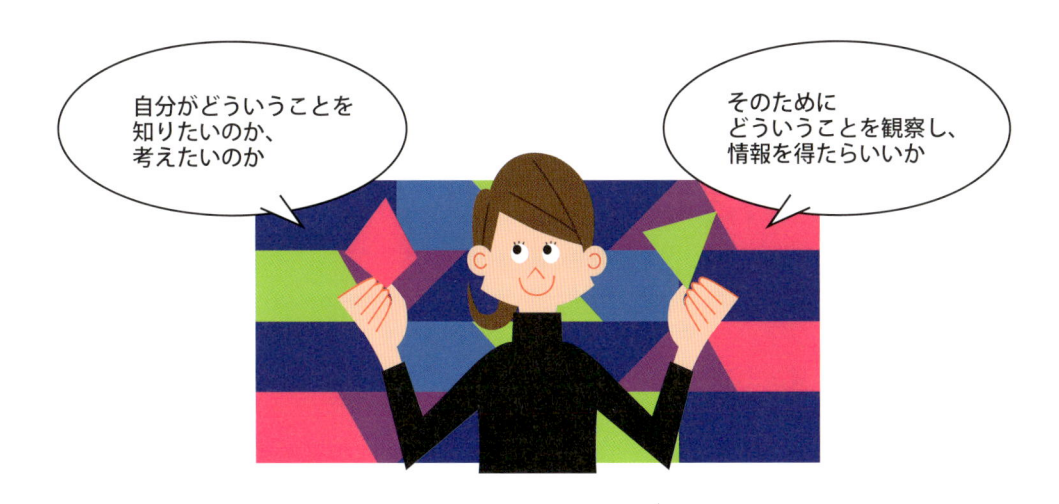

> 自分がどういうことを
> 知りたいのか、
> 考えたいのか

> そのために
> どういうことを観察し、
> 情報を得たらいいか

要なのではなく、「今、どういうことをやりたいのか、やっているのか」という認識が**優先**されなければなりません。

　すなわち大切なことは、
- 自分がどういうことを知りたいのか、考えたいのか
- そのためにどういうことを観察し、情報を得たらいいのか

という視点が先にあることです。それを考えることによって、おのずと研究デザインも決まってくるのです。

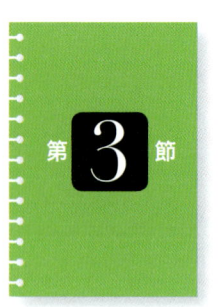

第3節 研究デザインの種類と選択

研究デザイン選択のプロセス

　研究方法としては、数多くある研究デザインのなかから、研究目的を達成するために最適なものを選択し、研究対象者の選択基準や規模や抽出方法などを決め、どのような項目を観察するのかを決定していきます。次に観察方法（測定やデータ収集方法など）を選定し、分析方法を定めます（本章図表1も併せて参照してください）。

図表4 研究デザイン選択のプロセス

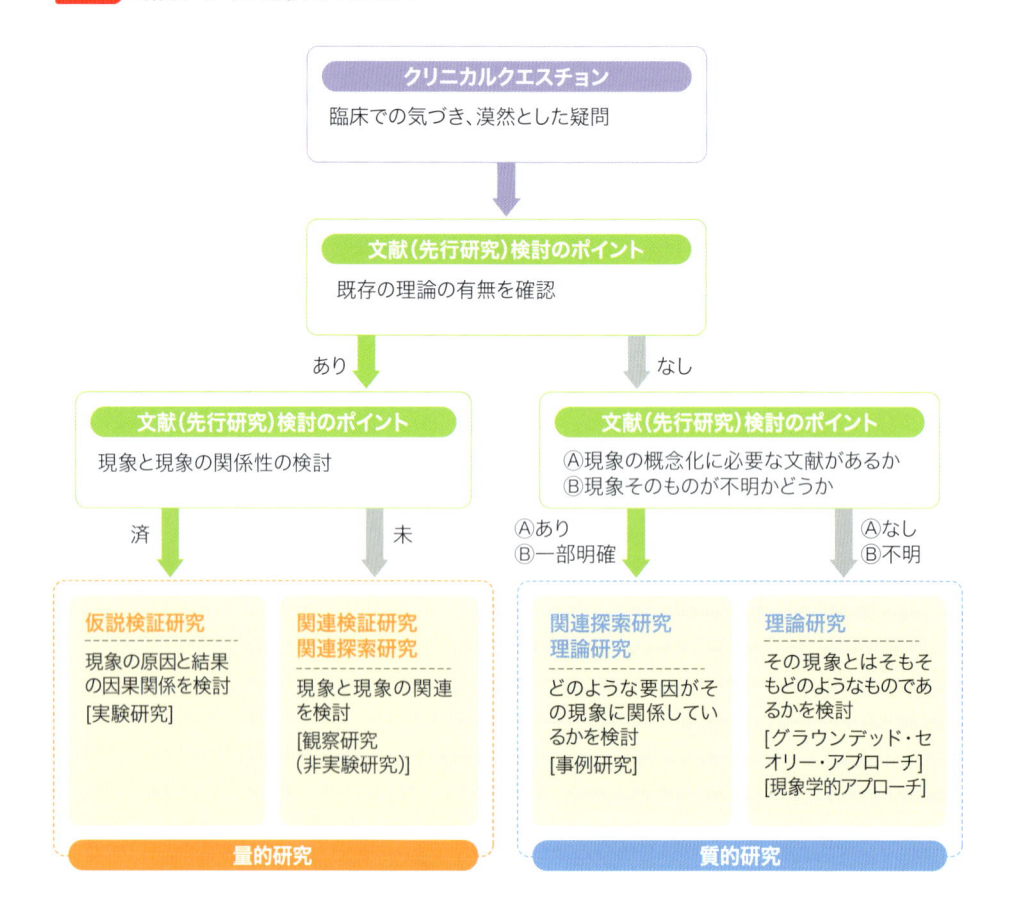

```
                    クリニカルクエスチョン
                    臨床での気づき、漠然とした疑問
                              ↓
                    文献（先行研究）検討のポイント
                    既存の理論の有無を確認
                    ┌──────あり──────┬──────なし──────┐
                    ↓                                    ↓
        文献（先行研究）検討のポイント    文献（先行研究）検討のポイント
        現象と現象の関係性の検討          Ⓐ現象の概念化に必要な文献があるか
                                         Ⓑ現象そのものが不明かどうか
        ┌────済────┬────未────┐      ┌Ⓐあり────┬Ⓐなし┐
        ↓                      ↓       ↓Ⓑ一部明確  ↓Ⓑ不明
   仮説検証研究          関連検証研究    関連探索研究    理論研究
                         関連探索研究    理論研究
   現象の原因と結果      現象と現象の関連  どのような要因が  その現象とはそもそ
   の因果関係を検討      を検討            その現象に関係してい  もどのようなもので
   [実験研究]           [観察研究]        るかを検討        あるかを検討
                        （非実験研究）    [事例研究]        [グラウンデッド・セ
                                                           オリー・アプローチ]
                                                           [現象学的アプローチ]
   └────── 量的研究 ──────┘        └────── 質的研究 ──────┘
```

この一連の流れの第1段階に位置するのが研究デザインの選択ですが、この決定は簡単ではありません。まず前項の視点に基づいて、そもそも自分の研究テーマが質的研究にふさわしいのか、量的研究にふさわしいのかを十分に考えなければなりません。前述したように、**一般には仮説（理論）の作成を目的としている場合には質的研究を、仮説（理論）の検証を目的としている場合には量的研究を選択することになります**（図表4）。

　ここで、第2章図表2で解説した「問いのレベル」を思い出してみましょう。リサーチクエスチョンが「○○とは何か」というレベルⅠの形をしている場合、まだ仮説を立てるほどにはその対象が明らかになっていないことを示しています。

　したがってその場合は、仮説を生み出すような研究デザインである質的研究を選ぶことになるのです。一方、リサーチクエスチョンがレベルⅡ「AとBは関連があるか」やレベルⅢ「AとBは因果関係があるか」といったかたちをしており、あらかじめ仮説を立ててそれが正しいかどうかを確かめる場合であれば、量的研究を選ぶことになります。

　次に質的あるいは量的研究に含まれる具体的な研究デザインのうちどれを選択するかという段階に入ります。

質的研究に含まれる研究デザインの種類と選択

　質的研究には「グラウンデッド・セオリー・アプローチ（grounded theory approach:GTA）」「現象学的アプローチ」「文化人類学研究」「歴史研究」「文献研究」「事例研究」などがあります（図表5）。

　質的研究のうち、看護研究でもっともよく用いられる研究デザインは、「事例研究」と「グラウンデッド・セオリー・アプローチ」です。

　初学者の皆さんが取り組むことの多い事例研究は、研究目的により具体性があり、「どのような要因がその現象に関係しているか」といった場合に用いられます。

　一方、グラウンデッド・セオリー・アプローチ、現象学的アプローチ、文化人類学的研究などは、**既存の文献からでは当該の現象についてのモデルを見出せなかった場合に用いられる研究手法**になります。その根底には「実際に生じているその現象とはそもそもどのようなものであるのか」といった問題意識があります。

　以下に、それぞれの手法の特徴を解説していきます。すぐには使わない手法もあると思いますが、知識としてぜひ知っておいてください。

図表5 研究デザインの種類

質的研究 Qualitative Study			事例研究 Case Study
			文化人類学研究 Cultural Anthropology
			現象学的アプローチ Phenomenological Approach
			グラウンデッド・セオリー・アプローチ Grounded Theory Approach (GTA)
			歴史研究 History Research
			文献研究 Literature Review
量的研究 Quantitative Study	観察研究 Observational Study (＝非実験研究 Non-experimental Study)		横断研究 Cross-sectional Study
			症例対照研究 Case-control Study
			コホート研究 Cohort Study
	実験研究 Experimental Study (＝介入研究 Intervention Study)		非ランダム化比較試験 Non-randomized Controlled Trial
			ランダム化比較試験 Randomized Controlled Trial (RCT)

事例研究

　事例研究は、昔から看護領域で多く行われてきた研究方法の1つであり、個人や集団の現象を深く観察することで、その現象の構造や関係性を理解することを目的としています。データ収集の具体的な方法はグラウンデッド・セオリー・アプローチと同様に、言葉や行動などの「シンボル」を、観察や面接を通じて収集し、文章化することで、定性的分析（対象の性質、特性に基づく分析）を行っていきます。

グラウンデッド・セオリー・アプローチ（GTA）

　グラウンデッド・セオリー・アプローチは、研究者が研究対象者と相互関係をもちながら、言葉や行動などといった現象をとらえるためのシンボルの観察（データ収集）と考察（結果の解釈）を同時に行いつつ、この過程を行ったり来たりしながら理論を抽出しようとする研究方法です。

　もともとは1967年に社会学者のグレイザーとシュトラウス（Glaser,B. & Strauss,A.）によって提唱された、質的な社会調査の一手法ですが、広く看護研究で用いられるようになりました。日本では社会学者の木下康仁による「修正版グラウンデッド・セオリー・アプローチ（M-GTA）」がよく使用されています。

現象学的アプローチ

現象学的アプローチは、もともと20世紀初頭に哲学者のフッサールによって提唱された現象学の流れをくむもので、日本では1990年以降になって看護領域の研究で多く用いられるようになりました。現象学とは、人々の生活経験がどのようなものか、それはその経験をしている人にとって何を意味しているのか、を考える学問です。榊原[2]は、看護ケア理論における現象学的アプローチには次の2つがあると述べています。

1つめは「患者の病気体験ないしその意味をその人が体験しているがままにありのままに理解し認識しようとするために現象学的還元の遂行や現象学的態度を求めるもの」であり、2つめは「病気を体験している患者やその家族、そして彼らにケアという仕方で関わる看護師の在り方を理解し解釈するためにそもそも人間という存在者がどのような在り方をしているのかについて現象学に知見を求めるもの」だと述べられています。

文化人類学研究

文化人類学研究は、人間の生活様式全体の具体的なあり方（人類の社会的・文化的側面）を探る研究であり、研究者自身が研究対象者の属する文化圏に入り込み、その文化を内側から深く観察し、記述することを目的としています。

文献研究・歴史研究

文献研究は、検討したいテーマに関する質の高い文献を網羅的に収集し、その内容（時代背景、論拠となった調査の方法や結果など）を批判的に吟味しながら、文献に書かれている内容についての理解を深めていく研究です。

歴史研究は、文献研究の一種であり、文献の内容とともにその文献史料の位置づけ、性格そのものをも研究対象とするものです。

量的研究に含まれる研究の種類と選択

量的研究には大きく分けて「実験研究」と「観察研究（非実験研究）」とがあります（図表5）。**この区分は大きく、「介入」をするかしないかで決まります。**

実験研究とは、研究対象に対して何らかの独立変数を設定して人為的なコントロール、つまり「介入」を行い、その効果を調べるなど「現象の原因と結果という因果関係」を明らかにする研究であり、仮説検証研究とも呼ばれます（本章図表4参照）。リサーチクエスチョンの問いの形で言えば、「因果関係があるかどうか」に答えよう

NOTE

▼4
現象学的還元とは、通常の私たちの世界の眺め方や前提をいったん止めてみるものの見方です。「世界がそこに存在するのは自明である」という確信をいったん保留（エポケー：判断中止）してみるのです。たとえば、何かものを見たときに球形とかオレンジ色などの様子（現出）が見えてきます。そして、そのような現出から「そこにみかん（現出者）がある」との確信に至ります。世界が客観的に存在しているから、その様子を感じるのではなく、主観に現れている様子から世界の存在について確信を抱くという逆の発想による考え方になります。

▼5
現象学的態度とは、世界は自分がある以前に客観的に存在しているはずだという自然主義的態度を排し、「この世界は私のどのような意識の働きによって存在しているのか」といった考えを常に抱きながら世界と対峙していく姿勢のことを言います。

▼6
介入とは、研究対象にある計画性をもった働きかけ（独立変数の設定）を行うことです。通常、「介入群」と「介入なし群」とで比較対照されます。
＊第6章のNOTE3も参照してください。

介入とは

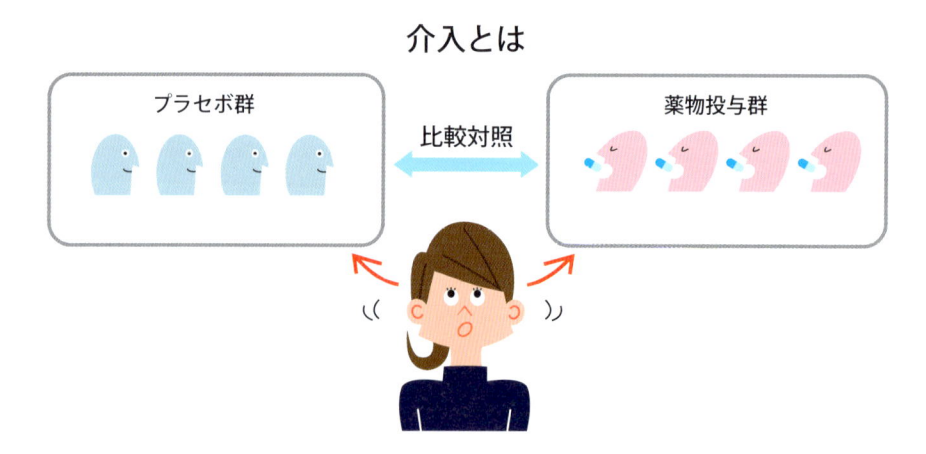

プラセボ群 ←比較対照→ 薬物投与群

としているのですから、レベルⅢの問いということになります。因果関係を証明したい仮説がはっきりしている場合にとられる研究手法です。逆に言えば、因果関係の問いに答えるためには、研究デザインとして実験研究を選択する必要があるということになります。医療分野でよく行われる臨床試験（治験）や、評価研究、介入研究などが実験研究として代表的です。

一方、観察研究（非実験研究）とは、対象に特定の介入をせず、起こる現象をあるがままに観察し、「現象と現象の関連、相関関係」を検討する研究手法で、関連検証研究とも呼ばれます。第２章で学んだリサーチクエスチョンの問いの形で言えば、「関連があるかどうか」に答えようとしているのですから、レベルⅡの問いですね。この研究デザインによって得られた研究結果をもとに、より具体的な仮説を立てることが可能となります。横断研究や症例対照研究、コホート研究などが該当します。

また、レベルⅠの問いに対応する「仮説のない量的研究」とは記述的な研究デザインを指し、「介入」はやはり存在しません。関連探索研究とも呼ばれます。量的記述研究、横断研究、実態調査、生態学的研究などが該当します。

実験研究

実験研究には、「ランダム化比較試験（randomized controlled trial：RCT）」と「非ランダム化比較試験（non-randomized controlled trial）」があり、さらに盲検化しているかどうかによる違いもあります。ランダム化（無作為化）とは、いくつかある治療法のうち、どの被験者（研究対象者）にどの治療を割り付けるかを無作為に行う過程のことをいいます。つまり、調査者（研究者）の恣意性を減らすために行われるサンプリングの手法です。

薬物療法の臨床試験（治験）を例にとれば、治験薬を投与する群と対照薬を投与する群のそれぞれに被験者を無作為に割り付けることです。ランダム化を行うことに

NOTE ▼7

盲検化とは、検査値や評価値などから主観的な偏り（バイアス）を取り除くために工夫された試験実施方法のことで、遮蔽化（masking）とも呼ばれています。治験を例に説明すると、治験を実施する医師や被験者が割り付けられた治療を知っていることから生じる可能性があるさまざまなバイアス（被験者の管理の違い、評価の違い、結果の解釈の違いなど）を最小にすることを目的に実施されます。

具体的には、医師にも被験者にも、投与する薬が被験薬であるか、対照薬であるかを知らせずに行う方法です。このうち、医師も被験者も知らない場合を、「二重盲検試験（DBT：double blind test）」といい、被験者のみが知らない場合を、「単盲検試験（SBT：single blind test）」と言います。

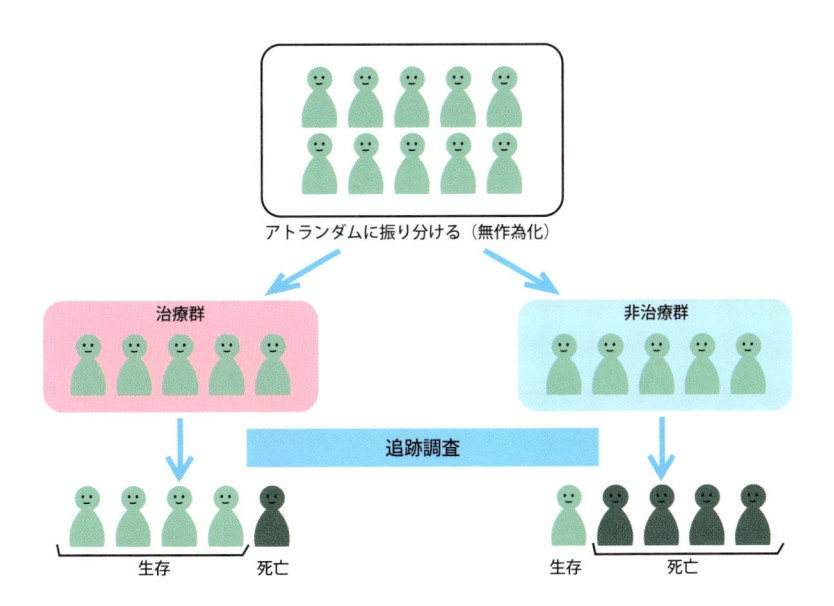

よって、より真に近い薬効の差を推定することが可能となります。また、ランダム化をすることは、交絡因子のうち、特にその時点では不明な交絡因子の影響を打ち消す効果もあります。

ランダム化比較試験は、ランダムに被験者群と対照群に分けて効果を測定する、治験などにおいて現在もっとも一般的に用いられている研究方法です。一方、非ランダム化比較試験は、対象者を被験者群と対照群に振り分けるときにランダム化を行わない方法です。そのため、ランダム化比較試験に比べて研究の実施は容易になりますが、結果の信頼性がやや劣ります。

観察研究（非実験研究）

●横断研究、コホート研究、症例対照研究

観察研究（非実験研究）でよく用いられる研究デザインには、「横断研究（cross-sectional study）」「コホート研究（cohort study）」「症例対照研究（case-control study）」の3つがあります。3つのデザインの特徴は時間の取り扱い方の違いで定義するとわかりやすいでしょう。

まず、横断研究は、ある一時点における集団に起こる現象（疾病など）の観察を行うもので、断面調査とも言われます。

それに対して、コホート研究と症例対象研究は、縦断（軸）研究とも言われ、研究対象を時間経過にしたがって調査していきます。

コホート研究は、ある集団に対して一定期間（数年から数十年）にわたり、追跡調

> **NOTE**
> ▼8
> 交絡因子とは、検証したい予測因子以外に結果に影響を与える恐れのある因子のことです。たとえば、心筋梗塞の予測因子として油の摂取を検討したい場合、喫煙者は非喫煙者に比べて油の摂取量が多い場合や喫煙自体が心筋梗塞の予測因子である場合には、これを交絡因子としてコントロールしなければ、油の摂取と心筋梗塞の純粋な関連を検討することはできなくなります。

査（フォローアップ）をすることによって、疾病の発生を観察し、その原因となる可能性のある要因（喫煙、飲酒など）との関連性を調べる研究です。前向き（prospective）調査とも言われます。

これに対し、調査時点から過去にさかのぼって、これまでに起きた事象を調査する代表的なものが、症例対照研究です。後ろ向き（retrospective）調査とも言われます。調査対象者として、ある疾病などをもつ人々の集団（症例群、ケース群）ともたない集団（対照群、コントロール群）の2群を設定し、両者を比較する研究です。このとき対照群と症例群の年齢や性別など、検討したい要因以外の条件をそろえることが必要になります。

一般的に症例対照研究のような後ろ向き調査に比べて、コホート研究などの前向き調査のほうが、得られる結果の精度は高いとされています。

量的研究における研究結果の質向上のための工夫

同じ時間と労力をかけたとしても、データ収集の過程や実験計画の厳密さなど研究デザインの違いによって、得られる結果の質は大きく異なってきます。研究結果の質を上げるために、量的研究において一般的に行われている工夫について述べましょう。

先の症例対照研究の説明で、対照群における年齢や性別など検討したい要因以外の条件を症例群と同じようにそろえることが必要であると述べました。この操作をマッチングといいます。
NOTE9

これは研究デザインの段階で、交絡因子による結果への影響を取り除くために行うサンプリング方法です。その他のサンプリングによる工夫としては、対象者の限定
NOTE10   NOTE11
がありますが、交互作用など、対象者が限定されるために生じる問題があるため、使
     NOTE12
用する場合には注意が必要です。

なお、研究デザインの段階で十分なマッチングができなかった場合には、データ分析の段階で統計学的に交絡因子による結果への影響を取り除く方法があります。このためには、一般的に層化や補正が行われます。
              NOTE13 NOTE14

横断研究や症例対照研究は、コホート研究に比べて調査期間が短いため、結果が早く得られるという利点があります。しかし、適切な対照の設定が難しく、また前述したように過去のことを思い出してもらうため、データの精度をはじめ結果に何らかの偏りが生じる可能性もあります。このようにコホート研究に比べて実施が容易ではありますが、結果の信頼性はやや低くなります。

NOTE

▼9
マッチングとは、症例群に対して交絡因子のレベルが等しい対照群を選択する方法です。たとえば喫煙と肺がんの関係を明らかにしたい場合に、肺がんの発症と関連があるその他の要因（性別、年齢、職業など）が等しくなる対照群を設定するという方法です。

▼10
サンプリングとは、調査対象者を母集団から抽出することを言います。適切なサンプリングができれば、全体のごく一部の調査対象者の集まり（標本）を調べるだけで、全体である母集団の正確な情報をつかむことができるというメリットがあります。そのため、全体の一部にすぎない標本をいかに全体を代表するものに近づけるかが重要となります。

▼11
限定とは、交絡因子の影響を取り除くための単純な方法で、対象者を制限します。たとえば、喫煙と肺がんの関係を検討したい場合に、アスベストへの職業的曝露が交絡因子となることは知られていますので、そのような職業に従事していない人に対象者を限定するような方法です。

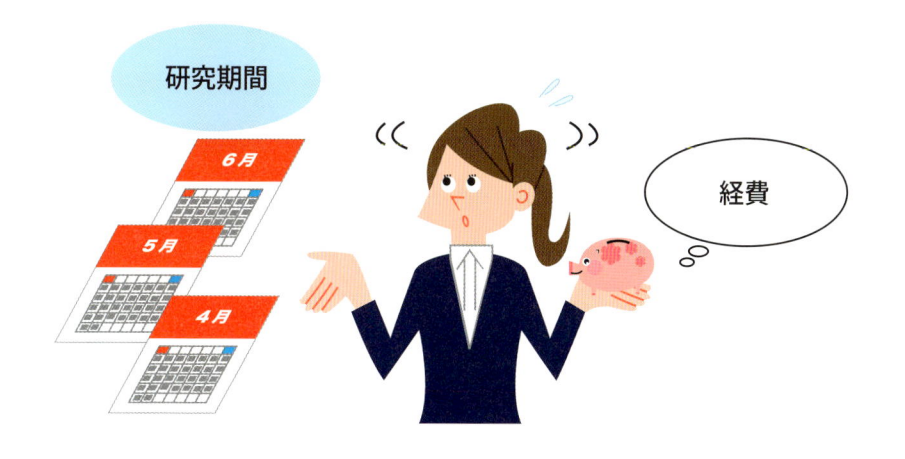

「理想的な研究デザインの選択」と「研究実施可能性」の関係性とは？

　臨床研究では、「盲検的ランダム化比較試験（randomized blinded trial：RCT）」（盲検化については本章 NOTE7 を参照）が介入の効果や因果関係の判定にとって最良のデザインであるとされています。しかし、その時点において最適であるかどうかは、研究目的の達成とも切り離せません。実験研究より観察研究（非実験研究）のほうが適している場合や、またはさまざまな理由により、それしか選択の余地がない場合も実際には多くあります。

　また、研究デザインの違いによって、研究の実施に必要となる経費や労力、期間といった実施の容易さも異なってきます。つまり、**研究デザインは、本来的には、より効果的な結果を導き出すことを目標に選択されますが、研究期間や経費などには限りがありますので、実際にはそれらのバランスを見ながら選択していくこと**になります。

　一般的に、結果の信頼性が高い研究デザインは実施が難しく、実施が容易な研究デザインは結果の信頼性が低い傾向があります。さらに、研究手法と解析方法は、個人情報の保護やインフォームド・コンセントなど対象者への倫理的配慮と密接に関係してきますので、研究デザインを考えるときには、この点も考慮に入れて設計していく必要があります。特に看護研究では現象の因果関係を検証するためにランダム化比較試験を研究デザインとして選択することは、研究対象者である患者への倫理的問題から難しい場合が多いのです。

　なお、ランダム化比較試験は、臨床試験などの医学研究において主にとられてきた手法ですが、EBN（Evidence-Based Nursing）へのニーズが高まりを見せているなか、今後は看護においても重要視される研究手法であると言えます。

NOTE

▼12
交互作用とは、2つ以上の予測因子のある研究において、ある因子が結果に対して与える影響の大きさやその影響の方向が、他の因子の水準によって違ってくることをいいます。たとえば、納豆（ビタミンK）を食べなければワーファリンの効果はあるが、納豆を食べると効果がなくなることがよく知られていますが、このような場合に納豆とワーファリンに交互作用があるといいます。

▼13
層化とは、仮説要因以外の要因の影響を取り除くために、交絡因子によって母集団をいくつかの層（群）に分け、そこから適切な比率で標本を抽出する方法です。つまり、比較する群間における交絡因子のレベルをそろえて解析する方法です。

▼14
補正とは、仮説要因以外の要因の影響を統計学的に取り除くことを言います。たとえば、運動習慣なし群の糖尿病発症率が、運動習慣あり群の3倍（相対危険度3）だったとしても、運動習慣なし群のほうが高齢者の割合が多かった場合には運動不足による糖尿病発症の影響を過大に評価していることになります。このような過大評価を避けるために年齢（交絡因子）で補正を行います。

第4節 研究デザインと実施順序性

　一般的な順序として、研究は探索的な研究から始まることが多いようです。本節では、研究デザインを選択する際の順序性について考えてみたいと思います。

　第2章で学んだ問いのレベルと対応させて研究デザインの理解ができるよう図表6にまとめました。

❶ 関心領域が完全に未知の領域である段階

　研究テーマに関連した先行研究のいずれにおいても仮説の提唱どころかその概念枠組みすら見当たらない未知の領域については、質的研究のなかでもグラウンデッド・セオリー・アプローチ（GTA）や現象学的アプローチといった、理論そのものを作成するタイプの研究デザインで研究を始める必要があります。つまり、対象のありのままの現象を記述することで、そのなかからある特定のパターンを見出すというような、現実に潜む真理を明らかにしようとする試みを選択するのです。この研究プロセスで発見された特徴は、その後、一般化をするべくじっくりと考察され、新しい概念枠組みの提示や仮説の創造へとつながっていくのです。

図表6　問いのレベルと研究デザイン

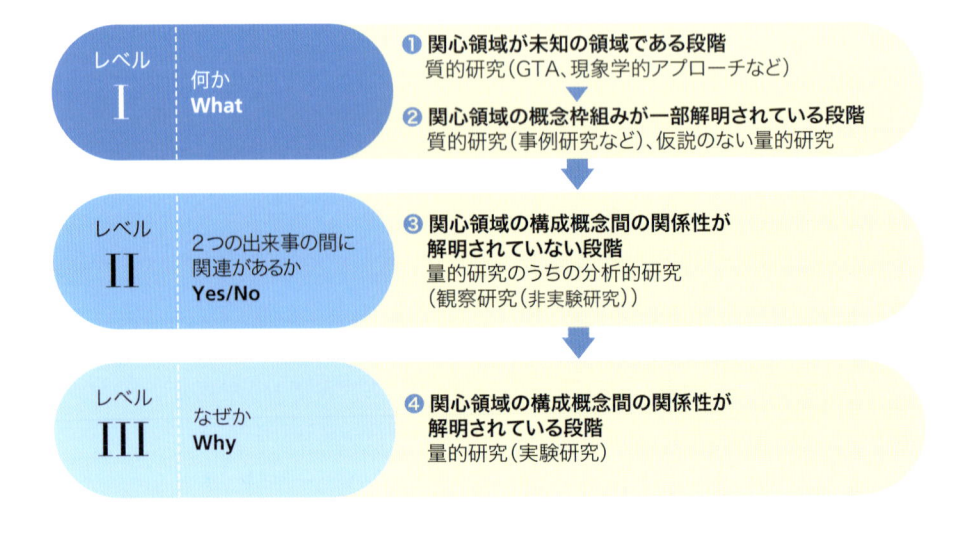

レベル	問い	段階と研究デザイン
レベルⅠ	何か What	❶ 関心領域が未知の領域である段階 質的研究（GTA、現象学的アプローチなど） ↓ ❷ 関心領域の概念枠組みが一部解明されている段階 質的研究（事例研究など）、仮説のない量的研究
レベルⅡ	2つの出来事の間に関連があるか Yes/No	❸ 関心領域の構成概念間の関係性が解明されていない段階 量的研究のうちの分析的研究 （観察研究（非実験研究））
レベルⅢ	なぜか Why	❹ 関心領域の構成概念間の関係性が解明されている段階 量的研究（実験研究）

NOTE

▼15
概念枠組みとは、研究テーマを構成する主要な概念間の関係を図式化したものです。これにより、個々の概念や、概念間の関係が明確となり、また研究として取り扱う領域を明示できるようになるなどの利点があります。

一例を挙げてみますが、病気の子どもを抱える家族の負担に影響を及ぼす要因としてどのようなものがあるのかを、実際の対象者を詳細に観察することによって、網羅的にとらえようとする研究が、これに相当します。既存の概念にとらわれることなく、新しい見方や考え方を提示することになります。

❷ 関心領域の概念枠組みが一部解明されている段階

　研究の関心領域において、その概念枠組みの一部が明らかになってきたものの、まだ全体像が見えていない場合には、まったく未知の段階に比べると研究目的がより絞られているので、事例研究などの研究デザインが選択されることが多くなります。

　実際の事例を集積し、詳細に振り返ることによって、未解明の領域に焦点を当てて、そこを補完することにより概念枠組みの全体像をとらえようとすることになります。また、概念枠組みがある程度存在してはいるものの、その構成概念どうしがどのような関係にあるのかはまだわかっていない場合に、関係がありそうかどうかのあたりをつけるために実施されることもあります。

　事例研究では厳密な関連性の検証まではできませんが、量的研究（または観察研究）の前段階として仮説を創造することができます。なお、概念枠組みの全体像把握を目的とする場合には質的研究アプローチとしての事例研究が行われることが多いのですが、構成概念間の関係性把握を目的とする場合には、事例研究のなかでも量的アプローチをとることが多くなります。

　たとえば、先に例に挙げた病気の子どもを抱える家族の負担に影響を及ぼす要因として、子どもの年齢や病気の種類などいくつかの要因が見出されたが、どうやらそれ以外にもソーシャルサポートの有無が関与しているのではないか、との疑問が生じた場合などは、事例研究が適しています。

❸ 関心領域の構成概念間の関係性が解明されていない段階

　質的研究の次には、量的研究のなかの分析的研究が行われます。新しく設定された仮説を検証するためには、因果関係を立証しなければならないからです。しかし、その前段階として、まずは関連の有無を検討することから始めるのが通例です。この関連の有無を検討するためには横断研究やコホート研究などの観察研究が適しています。

　先ほどの、病気の子どもを抱える家族の負担を例にとると、関連要因としての「ソーシャルサポートの有無と家族の健康との間には関連がある」という仮説を検証することになります。

❹関心領域の構成概念間の関係性が解明されている段階

　関連の有無が十分に実証されたなら、最後の段階として因果関係の有無を検証するための実験研究が行われます。これは介入の効果の有無を検証する研究です。

　たとえば、病気の子どもを抱える家族の負担についての研究では、「ソーシャルサポートの不足が家族の健康を損ねる」という仮説を検証するために、ソーシャルサポートを充足させる、あるいは不足させるという介入を行い、その後の健康状態の変化を追跡していくこととなります。ただし、実際には倫理的問題があるため、不足させるという介入が行われることはまずありません。

　質的研究により仮説の創造がなされた後、なぜ2段階の仮説設定を行うのか、つまり、なぜ❸のような関連の検討を飛び越して因果関係を立証するための研究を先に行わないのかというと、前述したように、そこにはコストの問題があるからです。関連性がたしかではないうちに、莫大なコストのかかる実験研究を実施するのはリスクが伴うのです。

第5節 その他の研究デザイン

既存データを二次利用する研究デザイン

　量的研究のなかには、データを自分で収集する以外に、既存のデータを利用する研究デザインもあります。既存のデータを利用することで、迅速かつ効率的にデータを得ることが可能となります。

　既存のデータを利用する研究デザインとして代表的なものに、システマティックレビュー（系統的レビュー）があります。これは、あるテーマについて収集した個々の臨床試験の文献やデータベースを、系統的かつ総括的に評価する研究のことです。

　有名なものに、コクラン・システマティックレビューがあり、EBP（Evidence-Based Practice）実践のための根拠を提供しています。システマティックレビューは主に量的検討を行いますが、質的検討も含まれます。

　量的検討を対象としたシステマティックレビューの全プロセスのうち、統計学的プロセスで用いられる手法をメタ・アナリシス（meta-analysis）と呼び、質的検討を対象としたシステマティックレビューで用いられる手法の1つをメタ・シンセシス（meta-synthesis）と呼んでいます。この分析手法を用いることで、より信頼度の高い結論や、単独の研究では調査対象が少なくて出せなかった新たな結論を導き出せるようになりますが、その実施方法には厳密な基準が設定されています。多くのデータを効率的に得ることができ、信頼性の高い複数の論文を総合的に評価しているため、得られる結果の質が高いという利点はありますが、莫大なデータを取り扱うことから人的・時間的・経済的コストが高くなるという欠点もあります。

質的研究と量的研究の併用

　一般的には「1つの研究目的に対して、選択する研究デザインは1つ」であることが多いのですが、大規模な研究の場合には複数の研究デザインを組み合わせて研究を行うことがあります。特に、同一の研究目的に対して質的研究と量的研究という異なるアプローチを組み合わせた研究のことをマルチメソッド、あるいはミックスドメ

> **NOTE**
> ▼16
> コクラン・システマティックレビューは、コクラン共同計画が運営するコクランライブラリに蓄積されており、随時更新されています。1992年にイギリスで始まったコクラン共同計画は、ヘルスケアの介入の有効性に関するシステマティックレビューを「つくり」「手入れし」「アクセス性を高める」ことによって、人々がヘルスケアの情報を知り判断することに役立つことをめざしており、現在では国際的に広がるプロジェクトです。

ソッドといい、看護領域でも行われつつあります。

　看護研究では、対象の理解をさまざまな角度から行うことが重要となってきます。したがって、同じ現象を複数の学問的視点から、つまり複数の研究デザインを用いて、多面的にとらえようとする試みの重要性が増しつつあります。

引用・参考文献

1) Murray,M., & Chamberlain,K.(1998).Qualitative research in health psychology —— developments and directions.Journal of Health Psychology, 3, 291-295.
2) 榊原哲也(2008).看護ケア理論における現象学的アプローチ——その概観と批判的コメント.フッサール研究, 6, 97-109.
3) Hullery,S.B.,et al. 著(2006)/木原雅子, 木原正博訳(2009).医学的研究のデザイン——研究の質を高める疫学的アプローチ,第3版.メディカル・サイエンス・インターナショナル.
4) Polit,D.F.,Beck,C.T. 著(2004)/近藤潤子(2010) 訳.看護研究——原理と方法,第2版.医学書院.
5) Porter,S. 著(2008)/武田裕子(2011)訳.ここからはじめる研究入門——医療をこころざすあなたへ,医学書院.
6) 小笠原知枝, 松木光子(2007).これからの看護研究——基礎と応用,第2版.ヌーヴェルヒロカワ.
7) 川口孝泰(2003).看護研究におけるマルチメソッド・アプローチ,日本看護医療学会雑誌, 5(2), 25-26.
8) Strauss, A., & Corbin, J. 著(1999)/操華子, 森岡崇訳(2004).質的研究の基礎——グラウンデッド・セオリー開発の技法と手順,第2版.医学書院.
9) 谷徹(2002).これが現象学だ.講談社.
10) 臨床試験を適正に行える医師養成のための協議会(2012).クリニカルクエスチョンにこたえる！臨床試験ベーシックナビ.医学書院.

第 **5** 章

具体的な研究の進め方

神戸市看護大学看護学部 教授
加藤憲司

第 5 章では、いよいよ研究の具体的な実践について学びます。
第 1 節で研究計画書の書き方を解説します。
続いて第 2 〜 4 節では、研究の実際の進め方について
いくつかの具体例をもとに概観します。
さらに第 5 節では、研究を行ううえで避けて通れない、倫理的配慮について説明します。

第 **1** 節　研究計画書の書き方
第 **2** 節　データ収集の仕方
column 面接法によるデータ収集と
　　　　分析の方法
第 **3** 節　データの整理と分析
第 **4** 節　妥当性と信頼性
第 **5** 節　倫理的配慮

第1節 研究計画書の書き方

　今、本章を読んでいるあなたは、第1章から第4章までをどれくらい熱心に読んだのでしょうか？

　もしかして、「研究についてとにかく手っ取り早く知りたいから、第4章まではサラッと流し読みした」という読者もいるかもしれません。

　でも、1〜4章の内容を学ばずにいきなり研究計画書を書くことはできませんし、計画がなければ実践することもできません。なぜなら、**研究においてもっとも重要なのは、研究を開始する前の準備段階だから**です。

　本書で言えば第4章までは準備段階に相当します。しっかり準備しておけば、よい研究計画書を書くことができ、研究をスムーズに実施することができるのです。

　研究の準備段階においてもっとも重要なのは、第2章で学んだリサーチクエスチョン（研究上の問い）を立てて検証し、研究テーマを決定するステップです。よく絞り込まれ練り上げられた研究テーマを設定することができれば、第4章で学んだ研究デザインを適切に選ぶことができますし、研究計画書に書くべき研究方法（対象者や実施場所など）、分析方法などもほぼ自動的に決まってきます。

　もちろん、研究テーマを十分に絞り込み、練り上げるためには、第3章で学んだ文献検討を駆使する必要があります。特に、研究計画書の最初の「背景」の部分を記述するためには、事前にしっかりと文献検討しておく必要があります。

　ですから読者の皆さんが本章を読み終えたら、研究を実際に始めるまでに何とか時間をつくって、1〜4章をもう一度読み直してほしいと思います。

① 研究計画書の基本を理解する

　この節では、よい研究計画書とはどのようなものかについて理解したのち、研究計画書に書くべき項目について順に学んでいきます。

　研究計画書は研究全体の成否を分けるほど重要なものです。研究者のあいだでは、**よい研究計画書が書ければ研究は8割成功したも同然である**と言われることがあり

ます。そのため、米国の大学院などで研究者をめざして勉強している学生たちは、研究計画書の書き方のトレーニングを受けることがよくあるのです。

そして、研究計画書がしっかり書けるようになってはじめて、実際に研究を行うことが許されるのです。

あなたの研究計画書を読むのは誰？

よい研究計画書とはどのようなものであるか、を考えるうえで役に立つのは、「**研究計画書を、誰が読むのか？**」を考えてみることです。研究計画書の想定読者が誰であるかをはっきり意識することによって、何をどう書くべきかが見えてくるのです。研究計画書の想定読者としては、以下のような人々が考えられます。

あなた自身

あなたの研究計画書の想定読者として真っ先に考えるべきなのは、実はあなた自身です。

前節で述べたように、研究には長い時間と多くの労力を必要とします。たぶんあなたは、自分の時間のほとんどすべてを、研究に充てることはできないでしょう。他教科や国家試験のための学習、または日々の臨床実践の合間に研究を行おうとしているのだと思います。

そのようななかで、「自分は研究によって何を知りたいのか」「自分の研究にはどのような意義があるのか」などについてきちんと筋道立てて文章化しておくことは、ブレずに研究をやり遂げるうえで大切です。

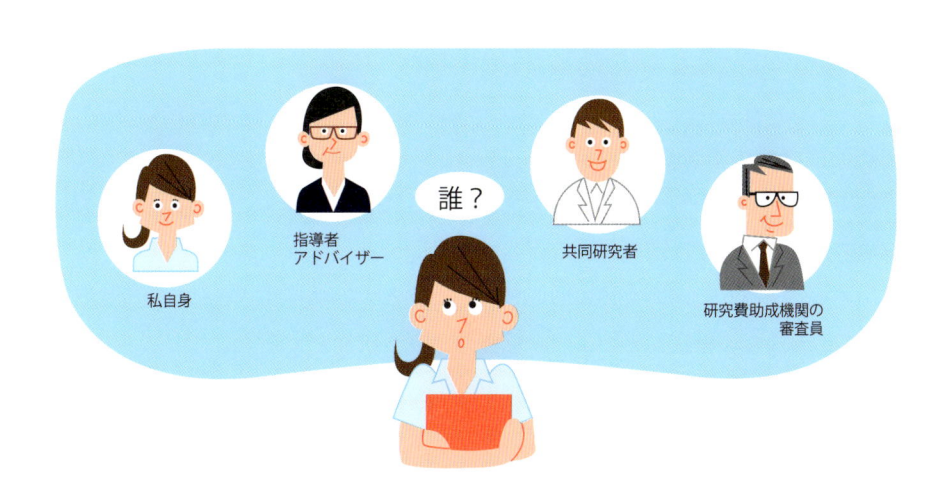

また、あなたが研究を終え、成果を発表したり（第7章）、論文などにまとめたり（第8章）する際に、よく書けた研究計画書があれば作業が著しく容易になることでしょう。

あなたの指導者・アドバイザー

あなたが研究の初学者であれば、あなたに研究を指導する教員や指導者がいるはずです。

自分以外に、研究計画書の想定読者として、まず思い浮かべるべきなのは、あなたの研究指導者です。あなたが研究を通じて何を知りたいのかについて、指導者が読んで理解できるように書くことは最低限の目標です。研究計画書をしっかり書いておけば、それを読んだ指導者はあなたが次に学ぶべき事柄を指摘してくれるでしょう。

またたとえば、本章第3節で述べるような研究計画に合った分析方法を選ぶ段階で、あなたが悩んでいるとします。その際、統計手法に詳しい人にあなたの研究計画書を読んでもらえば、適切なアドバイスを受けられるでしょう。なお、こういったアドバイスは研究の計画段階で受けておくようにするべきです。すでに研究を実施してしまってからアドバイスを求められても、手遅れである場合が多いので注意しましょう。

あなたの共同研究者

看護学では他の多くの分野と同様に、複数の共同研究者とともに研究を行うのが通常です。チームで医療を実践する場面において、治療やケアの目標・方針を共有することが不可欠であるように、研究においても共同研究者どうしが、自分たちの研究の意義や方法に関して共通理解をもっておくことが必要です。

たとえば、研究計画書を書いた人と実際の調査や測定を行う人は異なることがあり得ますし、いくつかの病棟で並行して研究を実施する場合もあるでしょう。また、あなたのゼミの後輩やあなたの後に続く研究担当者が、あなたの研究をもとにして次の研究を計画することになるかもしれません。そのような場合の共通理解の土台として、研究計画書はなくてはならないものだと言えます。

研究費助成機関の審査員

研究には費用がかかります。費用を負担するのは研究者個人ではなく、あなたの学校や勤め先であったり、国や民間の研究助成機関であったりします。

したがって、あなたが研究費の助成を受けようとするならば、それを審査する人々に対して、あなたの研究にどのような意義があり、研究を実施することによってどのような貢献が期待されるかを説明し、納得してもらわなければなりません。しかも、

審査する人はあなたの研究分野の専門家ではない可能性が高いので、専門外の人が読んで理解できるように書くことが求められます。

以上のような読者を想定し、それぞれの読者に的確に内容が伝わるように書けているかどうかを常に心がけることが、よい研究計画書を書く秘訣です。

よい研究計画の条件とは

わかりやすくて説得力のある研究計画書を一所懸命に書いたとしても、研究内容がそれに見合ったものでなければ、残念ながらその努力が無駄になりかねません。読者に「これはよさそうな研究だ」と思ってもらうためには、研究内容がどのような条件を満たしている必要があるでしょうか。ここでは、特に大切な2つの条件を取り上げてみます。

❶ 有意義な研究であること

1つめの条件は**「研究する意義がある」**と認められることです。

「意義がある」と認められる研究とはたとえば、これまで知られていなかった新しい発見や新しい技術の開発をしようとしており（新奇性）、なおかつそうした発見や開発によって世の中に貢献すると考えられる（有用性）、といったことが挙げられるでしょう。

いわゆる「二番煎じ」は、研究においてはほとんど評価されないのです。あなたの研究計画書を読んだ人に、「これは○○年に□□先生たちがすでに報告していますよ」などと言われないよう、重要な文献はもれなくチェックしておきましょう。

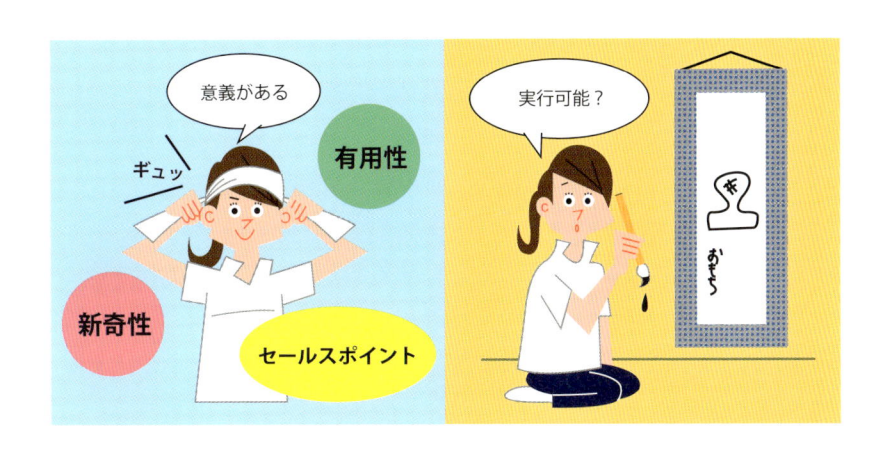

また、自分の研究が成果を上げたときにどんなよいことがあるか、といった「セールスポイント」を意識しながら計画を立案するようにしましょう。

❷実行（実現）可能な研究であること

　2つめの条件は**「研究を実際に行うことが可能である」と認められること**です。もしあなたが世紀の大発見をして、世界中の人々に恩恵がもたらされるような壮大な研究計画を思いついたとしても、あなたにそれを実現するだけの能力、資産（すなわち研究費）、時間をもっているということを示せなければ、ことわざで言う「絵に描いた餅」に終わるだけです。

　あるいは、「生命とは何かについて解明する」とか「人間の心の根源を探求する」といった言わば究極の研究テーマを掲げたとしても、何をどうやればそれを研究できるのか、誰にもわかりません。

　そういう場合は、テーマをできるだけ具体化するとともに、自分の能力や研究費の枠内に収まるような問いに落とし込む必要があります。どのような研究計画ならば実行可能であるかは初学者には判断が難しいので、指導者や経験豊富な共同研究者などとよく話し合いましょう。

② 研究計画書のコンテンツを知る

　研究計画書に書くべき項目として、**図表1**に示すような内容が挙げられます。これらはどの研究デザインにも共通する、基本的な項目です。

題名（タイトル）

　研究計画書の冒頭に、あなたの研究の題名（タイトル）を書きます。これは研究計画書の題名であると同時に、あなたが研究発表する際のポスターやプレゼンテーションの題名でもあり、さらには論文を書く場合の題名でもあります。

　いずれあなたの書いた論文が文献としてデータベースに収載されれば、データベースの利用者はまずその題名を見て、あなたの論文を読むかどうかを判断することになります。したがって題名はきわめて重要であり、十分に検討・吟味してつけることが必要です。まずは仮の題名をつけておいて、研究計画の内容がはっきり固まった後で正式に決定するのがよいでしょう。

図表1 研究計画書のコンテンツ

項目	内容
題名（タイトル）	まずは仮のものでよい
背景	研究の動機 文献検討の要約 研究の意義
目的	研究によって何を明らかにしたいか
方法	研究デザイン 対象者 データの収集期間・場所 データの収集方法 データの分析方法 倫理的配慮

背景

　研究計画書の本文の最初に、あなたの研究の背景について論述します。「序」「緒言」「はじめに」などといった見出しになっていることもありますが、本書では「背景」で統一します。「背景」は研究計画書を書くにあたってもっともエネルギーを注ぐべき部分であり、研究計画書の読者もこの部分を読んであなたの研究の意義を判断することになります。

　「背景」を記述する際には第2章図表1の砂時計モデルの上半分をイメージしながら書きます。すなわち、まずはあなたの研究テーマに関する一般的な話題から始め、筆を進めるにつれてだんだん的を絞り込んでいき、最後に自分のリサーチクエスチョンや仮説に行き着くように書くのです。

　「背景」の部分は内容的にさらに3つに分けることができます。

❶ 研究の動機

　1つ目は研究の動機です。ここでは、あなたがその研究課題に気づいた経緯や、なぜそれについて明らかにしたいと考えるのかについて述べます。

　また、臨床現場や社会一般において、その課題がどのような現状にあり、どのような問題点が生じているのかなどについても述べるとよいでしょう。

❷ 文献検討の要約

　2つ目は文献検討の要約です。ここでは、あなたが明らかにしようとしている研究

課題について、これまでにどのような研究が実施されてきており、何がすでに明らかにされているか、何がまだ明らかにされていないかを過不足なくまとめることが重要です。もちろん、あなたの研究課題は今までに明らかにされていないものでなければなりません。すでにわかっていることをあらためて研究する必要はないからです。あなたの研究課題が本当に研究する価値のあるものであることを読者に納得してもらえるよう、しっかりと筋道立てて論じましょう。

❸ 研究の意義

そして3つ目は研究の意義です。文献検討の内容を踏まえ、あなたが自分の研究によって明らかにすることで、日々の看護実践にどのように役立つか、あるいは人間社会にどのように貢献し得るかについて、説得力のある記述を心がけましょう。

目的

次に「目的」を書きます。ここでは、あなたが自分の研究で何を明らかにしたいかを簡潔明瞭に、1つの文（ワン・センテンス）で述べます。「目的」はあなたがエネルギーを注いで書いた「背景」の内容を凝縮したものになっていることが大切です。また、「目的」はあなたのリサーチクエスチョンや仮説を、表現を変えて言い換えたものととらえることができます。したがって「目的」が研究計画書においてもっとも重要な項目であると言えます。

なお、研究目的に関連して、自分の研究計画を特徴づける単語をキーワードとして3〜5個程度挙げておくとよいでしょう。

方法

研究を実施するために決めておくべきことを、この「方法」の欄に順々に記載していきます。ここは砂時計モデルの下半分に相当します。記載すべき主な項目は下記図表2の①〜⑥です。このうち①〜⑤は第2〜3節で、⑥は第5節でそれぞれ解説します。

図表2 方法の欄に記載する項目

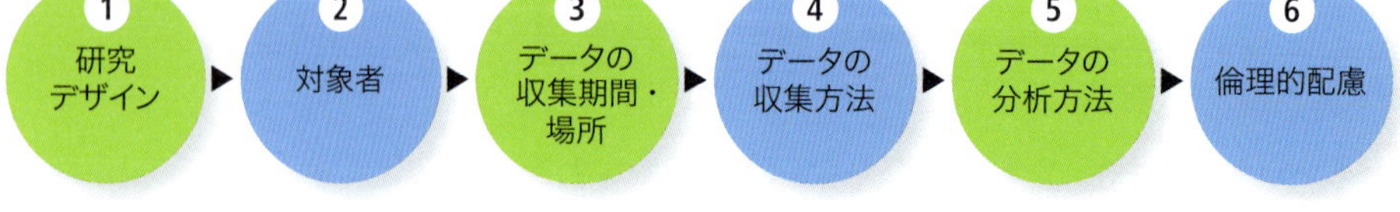

1. 研究デザイン → 2. 対象者 → 3. データの収集期間・場所 → 4. データの収集方法 → 5. データの分析方法 → 6. 倫理的配慮

第2節 データ収集の仕方

　この節では、「誰を対象に、何のデータを、いつ、どこで、どのように集めたらよいか」について解説していきます。

　まず初めに、いちばん大切なことを書きます。それは、**研究方法はリサーチクエスチョンや研究目的次第で決まる**ということです。

　「やりたい研究テーマは決まっていないんだけど、アンケート調査をしてみたい」「私は質的研究をやってみたい」というように、研究テーマも決まらないうちから研究方法を決めようとするのは本末転倒になってしまいます。

データとは

　データという言葉の定義はいろいろ考えられますが、研究という観点で言えば、**意味のある情報を生み出すための素材**ととらえることができるでしょう。1つひとつのデータそのものが意味をもつというより、集められたデータが処理され、解釈され、さらには伝えられることによってはじめて、意味のあるものになるのです。

　データは大きく分けて、①数値で表されるもの、②カテゴリー（種類、分類）で表されるもの、③言葉で表されるもの、④その他（音声・映像など）があります。いず

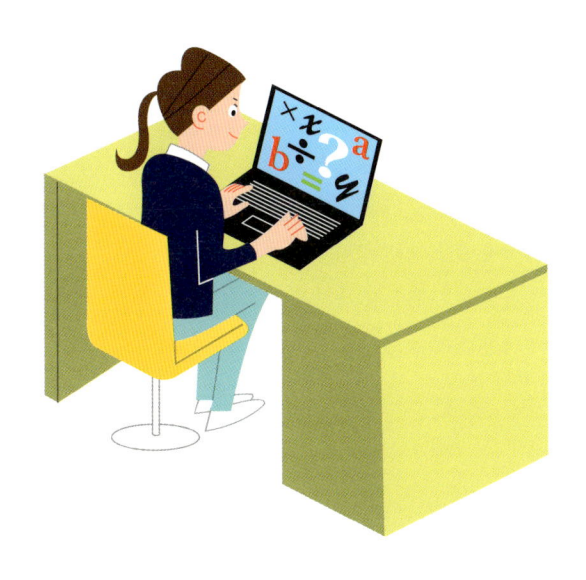

れにせよ、データを収集する（「データを取る」とも言います）だけでは、研究として意味のある情報を得たことにはなりません。

そして繰り返しになりますが、意味のある情報を得るには、しっかりした研究計画書に基づいて、適切な方法でデータを収集しなくてはならないのです。研究計画の立案もそこそこに、「とりあえずデータを取ろう」というような調子で取られたデータからは、「とりあえずの情報」しか得られません。

また、リサーチクエスチョンや仮説を明確にしないまま、さまざまなデータを取った後で、意味のありそうな情報が見つかってから研究目的を後付け的に決めるといったやり方も、「研究」と呼ぶには値しないと肝に銘じてください。

なお、研究実施者が自ら収集したデータを**一次データ**、官公庁や研究機関がすでに実施した統計資料などを利用して得られるデータを**二次データ**と呼んで区別します。本節では一次データを収集する場合について述べていきます。

研究対象者の選択

研究対象者とは、あなたの研究に必要なデータを取るために、調査や測定やインタビューなどを受けてくれる人たちのことです。本章第5節で詳しく述べますが、この人たちはあなたの研究の意義を理解し、自分の意思で協力してくださるのだということを忘れてはなりません。

研究対象者として誰を選んだらよいかは、あなたが研究を通じて何を明らかにしようとしているかによって変わってきます。

第2章で述べたように、リサーチクエスチョンは「研究対象者が誰であるか」についての内容を含んだ形で設定するべきものですので、あなたのリサーチクエスチョンが明確であれば、研究対象者の条件も自動的に決まります。

ケース1 事例研究を選んだ場合

たとえば、あなたが研究デザインとして事例研究を選んだとします。事例研究を選んだということは、類例のない性質や特徴をもつ存在や、仮説を事前に設定できないような新奇な現象などに着目しているはずです。したがって、あなたが着目している**特殊性を有する個人や集団**をそのまま研究対象にすればよいことになります。

裏返して言えば、研究する価値のある特殊性をもつ個人や集団を対象とするのでなければ、事例研究を行うのは適切ではありません。[NOTE1]

NOTE
▼1
なお、質的研究の対象者の選び方について詳しくは、ホロウェイ、ウィーラー著、野口美和子監訳『ナースのための質的研究入門——研究方法から論文作成まで 第2版』（医学書院、2006）の第8章などの他書を参照してください。

ケース2 量的研究を選んだ場合

あなたが研究デザインとして量的研究を選んだ場合、研究対象者を集める際に注意すべき点があります。それはひとことで言うと**代表性があるかどうか**です。

たとえばあなたが、「二交代制の病棟で勤務する看護師のインシデント」について量的研究を計画しているとします。まず、対象者は看護師であるべきなのは当然ですね。でも、全国の二交代制病棟で勤務する看護師全員を研究対象にすることはできるでしょうか？　本章第1節で述べた「実現可能性」を考えると、それは適切ではないですね。全員が無理であれば、一部の看護師たちを何らかの方法で選んで研究対象になってもらうしかありません。

ここで大切なのは、一部の看護師のみを対象とした研究の結果が、二交代制で勤務する看護師全員にも当てはまるような選び方をすることです。言い換えれば、選ばれた対象者が、二交代制で勤務する看護師全員を**代表する**人たちであると見なせるように選ぶのです。

統計用語を使うならば、研究対象者として選ばれた**標本**（サンプル、とも言います）が**母集団**（この例では全国の二交代制病棟で勤務する看護師全員）を代表するように選ぶ、となります。

母集団から標本を選ぶことを**標本抽出**といい、いろいろな方法がありますが、代表性に配慮することが研究の質を高める上での大きなポイントです。NOTE2

データ収集の場所・期間

データを収集するには、研究対象者が多くいる場所に行かなくてはなりません。たとえば、特定の疾患をもつ患者さんを対象とするのであれば、その疾患を扱う病院を選ぶことになりますし、地域住民の健康診査データを活用するような研究であれば、市町村の保健センターなどを選ぶことになります。

このとき、あなたが選んだ病院や市町村を、あなたの研究にとっての**フィールド**と呼ぶことがあります。フィールドとは英語で「畑」という意味ですね。あなたの研究目的を達成するためにはどのようなフィールドを選ぶことが適切であるか、よく考えましょう。

1か所で十分な量のデータが得られるとはかぎりませんし、フィールドに所属している人たちが必ずしもあなたの研究に協力的であるともかぎりません。初学者であれば、すでにフィールドをもっている先輩研究者の援助を得られないか検討してみましょう。

フィールドが決まったら、データ収集に要する期間を設定します。調査に要する期

> **NOTE**
> ▼2
> 標本抽出法について詳しくは、石井京子、多尾清子『ナースのための質問紙調査とデータ分析　第2版』（医学書院、2002）の22〜25ページなどの他書を参考にしてください。

間は調査内容によって異なります。

　たとえば患者数の少ない疾患を対象とする場合は、研究に必要なデータ数が集まるまでに時間がかかるでしょう。一方で、調査票を郵送して回答してもらうような場合、回答期限までに日数がありすぎると忘れられてしまうおそれもあります。

　また、病院や自治体などには、それぞれの意思決定をするうえでのルールがありますから、そのルールにしたがって研究依頼をし、承認を待つ必要があります。さらに、実際に調査を開始しても、思いどおりにデータが集まるとはかぎりませんし、後で述べるように、本調査の前に予備調査を行う場合もあります。

　このように、データ収集を実施する期間を設定する際には、さまざまな要素を考慮に入れておかなければならないのです。

　なお、第5節で述べる倫理委員会の承認は、データ収集を始める前に得ておく必要があることを付け加えておきます。

データ収集の技法・ツール

　データを収集する技法やツール（道具）を大別すれば、
❶機器による測定
❷質問紙による調査
❸面接法
❹観察法

に分けることができます。これらは、上にいくほど研究実施者の影響を受けずにデータ収集が可能であるのに対し、下にいくほどデータを収集する人の能力や技術の程度によって、収集できるデータが異なる可能性が高くなります。したがって❸や❹の方法を用いてデータ収集を実施するには熟練や高度な技能を要します（なお、❸の面接法によるデータ収集については本章のコラムで解説しています）。

　ここでは、初学者が用いることの多い❷の質問紙による調査について解説します。NOTE3

質問紙による調査

　質問紙による調査は、多くの人々を対象に、多くの項目について一斉（いっせい）に実施することができるすぐれたデータ収集法です。しかも紙と筆記用具があれば回答できるので、費用が比較的安く済みます。さらに、個々の対象者がそれぞれのペースで回答できることも利点に挙げられます。

　ただし欠点としては、回答する人が質問の意味を誤解したり、虚偽（うそ）の回答

NOTE
▼3
①の機器による測定は看護技術の教科書を、③の面接法と④の観察法はホロウェイ、ウィーラー著、野口美和子監訳『ナースのための質的研究入門──研究方法から論文作成まで　第2版』（医学書院、2006）の第5～7章などの他書を参照してください。

をしてもわからないことや、対象者は文章が読めて理解できる人に限られることなどが挙げられるでしょう。

　質問紙を作成する過程は、①質問項目を作成する段階、②質問項目を配列する段階、③回答形式を選択する段階に分けられます。

　質問項目を作成する際には、自分が知りたい内容を扱った関連文献や研究資料を集め、参考にすることが大切です。特に、あなたが知ろうとしている内容が「不安」や「ボディイメージ」といった心理・社会的な概念である場合は、**できるかぎり既存の「尺度」**（図表3）を用いることをおすすめします。なぜなら、これらの尺度は、後で

図表3　看護研究でよく用いられる社会心理的尺度[3]

▼測定項目	▼測定尺度
不安	ズッカーマン一般不安尺度 テーラー不安尺度 STAI不安尺度
ストレス	ホームズ・ラーエ社会的再適応尺度 疲労調査票 CMI健康調査表
コーピング	ラザルスのストレスコーピング尺度 家族コーピング評価表
抑うつ	ベックのうつ病項目表 ホプキンス症状チェックリスト
痛み	マギルの痛み質問紙 簡易表現尺度 VAS（ビジュアル・アナログ尺度）
ボディイメージ	ボディイメージへの態度尺度
ソーシャルサポート	ノーバックのソーシャルサポート質問紙 人的資源質問紙（PRQ）
満足度	ミネソタ満足度質問紙 仕事満足度インデックス
健康	ヘルス・ローカス・オブ・コントロール尺度 多面的ヘルス・ローカス・オブ・コントロール尺度
性格	Y-G性格検査 MMPI（Minnesota Multiphasic Personality Inventory） 内田クレペリン検査 ロールシャッハテスト

述べる「妥当性」や「信頼性」が確立されており、自分のデータを先行文献と比較検討することができるからです。なお「尺度」とは、「ものさし」つまり何かを計測する道具という意味で使われる用語です。

次に質問項目の配列については、以下の点に注意するとよいでしょう。

①一般的で答えやすい質問を最初にもってくる
②プライバシーにかかわる質問は最後に置く
③重要な質問はできるだけ前のほうにもってくる
④意識や意見を尋ねる質問は、事実に関する質問よりも前に来るようにする
⑤同じテーマの質問はまとめて配置する
⑥回答者の興味が持続するように、質問の内容や形式を工夫する

これらのうち④については、もし事実に関する質問が意識や意見を尋ねる質問よりも前に置かれると、回答者が事実に引きずられて、意識や意見が誘導されてしまうおそれがあるからです。

質問紙調査における質問形式には、**図表4**のような種類があります。これらの質問形式は、次節で述べるデータの表現方法と密接に関係しますので、データの分析方法をあらかじめ考慮に入れて質問紙を作成することが重要です。

図表4 質問紙調査における質問の形式[4]

質問形式		例
自由回答		■あなたは「がんの告知」に関してどのように考えていますか。自由にお書きください。
選択回答	単記法	■看護師にとっていちばん大事なこととは何ですか。1つだけ選んで○をつけてください。 （1.指導力　2.優しさ　3.専門技術　4.献身　5.専門知識）
	二項選択法	■あなたは、末期がん患者に対する告知に賛成ですか。 （1.はい　2.いいえ）
	多項選択法	〈無制限選択法〉 ■あなたが看護師を辞めたいと思われたときの理由について、当てはまるものすべてに○をつけてください。 〈制限選択法〉 ■あなたが看護師を辞めたいと思われたときの理由について、もっとも当てはまるもの上位3つに○をつけてください。 （1.ストレスが強い　2.賃金が低い　3.危険に対する保障が低い 　4.職場の人間関係　5.福利厚生の不備　6.将来への不安）
序列回答	順位法	〈一部順位法〉 ■専門職として看護師が敬遠されるもっとも大きな原因を3つ選んで順位をつけてください。 （1.低賃金　2.危険　3.不潔　4.深夜労働　5.ストレスが強い 　6.重労働　7.結婚がしにくい） 〈完全順位法〉 ■社会生活を営むうえであなたが大事にしていることは何ですか。大事にしている順に並べてください。 （1.協調性　2.社交性　3.責任感　4.積極性　5.指導性）
その他	評定法	■他の専門職に比べた看護師の地位はどの段階だと思いますか。 　　下　　中の下　　中　　中の上　　上 　　├─────┼─────┼─────┼─────┤
	一対比較法	■以下に提示した2つのうちで、どちらが好みの食べ物ですか。（メロン、イチゴ、ナシ、スイカの4種類の食品の好み程度を分析するためには2つの食品の比較データが必要） （1.メロンと2.イチゴ）（1.メロンと2.ナシ）（1.メロンと2.スイカ） （1.イチゴと2.ナシ）（1.イチゴと2.スイカ）（1.ナシと2.スイカ）
	分類法	■医師の主な仕事と看護師の主な仕事に分類してください。 （1.呼吸管理　2.与薬　3.創部の処置　4.褥瘡予防）

面接法によるデータ収集と分析の方法

　初学者の皆さんにとっては、やや発展的な内容になるかもしれませんが、面接法によるデータ収集と分析の方法について、基本的な考え方を解説します。

データ収集方法の分類

　面接の方式には「対面式か、電話か」という媒体の違いによる分類や、「個人か、集団か」という対象数の違いによる分類があります。

　このうち、電話による面接は対面式に比べてコストが少なく済み、より広範な地域に住む人々を対象として選択可能となるという利点があります。しかしながら、面接者が対象者と直接対面していないことからその反応を評価することが困難な場合もあります。その点、対面式では対象者を直接観察できることから言語的データを解釈するうえで役立つ対象者の表情やしぐさなど非言語情報をより多く含むデータを収集することができます。

　これ以外にも面接の進め方の違いによる分類もあります。一般的なものとしては、構造化面接（structured interview）、半構造化面接（semi-structured interview）、非構造化面接（unstructured interview）があります。以下にそれぞれの方法を解説します。

構造化面接

　構造化面接は、各対象者に同じ質問文を読み上げて答えてもらう方法です。基本的にはYes/Noや年齢などの数値、またはあらかじめ用意した選択肢の中から該当するものを答えてもらう形式（closed-ended questions）であり、面接形式の質問紙調査と同じと考えられます。一部自由に答えてもらう質問項目も設定することはできますが、対象者からその人の体験や考え方などより深い表現を引き出すには不向きであり、質的研究ではあまり使用されません。

半構造化面接

　半構造化面接はインタビューガイドと呼ばれる、より自由に答えられる質問（open-ended questions）のリストをあらかじめ用意しておきますが、その尋ね方は面接者に委ねられます。つまり、ガイドで定めたとおりに聞いていくのではなく、対象者からより豊かなデータを引き出すために、対象者の反応を見ながら使用する言葉や質問の順番などを柔軟に変えることもあります。半構造化面接は、より複雑な問題について調べる場合に特に役立つ方法であり、質的研究ではよく使用されています。

非構造化面接

　非構造化面接は、半構造化面接のようにあらかじめ質問項目の構成や進行などについて決めておくことはしません。対象者が自分にとって重要だと考える事柄について自由に話してもらう方法です。面接者が話の流れをコントロールすることもほとんどしないことから、各面接の形式がその都度違ったものになることもあります。そのため分析が難しく、リサーチクエスチョンから対象者の話の内容がそれないようなテクニックが必要となり研究初心者にとっては難しい方法と言えます。以上のような理由から、特に学生の場合は半構造化面接を選択することが多いようです。

フォーカス・グループ

　面接は個人を対象に行うことが一般的ですが、グループを対象とすることもあります。グループ面接の1つにフォーカス・グループがあります。これは6～8人程度の小さなグループでリサーチクエスチョンに関連したテーマについて議論してもらいます。基本的にはグループメンバーが自由に意見を交わすなかで生じるグループ・ダイナミクス（NOTE4）により討議内容が深まることを期待するものであることから、面接者はテーマの提示や円滑な進行のための働きかけなど司会的役割はとりますが、メンバーに直接質問をしたり、議論に介入したりすることはしません。

　この方法はグループ・ダイナミクスの効果によって、より豊かなデータを収集できることと1回で複数の対象者のデータを収集することができるという利点があります。ただし、グループ内の対象者の特徴（年齢、性別、社会的地位、教育レベルなど）が大きく異なる場合や、話し合いのテーマがデリケートな内容である場合などには適さないと言われています。

データ分析の方法

　面接内容はICレコーダーやビデオカメラなどで音声や画像データとして記録されます。分析するためにはこの音声データを文字データとして書き起こす作業が必要になります。この作業はすべて人力で行うとなると非常に時間がかかりますが、最近では精度の高い音声認識ソフト（NOTE5）が利用可能となってきましたので、以前に比べると作業量が比較的少なくてすむようになりました。

　文字起こしが終わり、逐語録が完成したら、ようやく分析を始める準備ができたことになります。面接データの分析方法にはいくつかありますが、もっともよく使用されるのは内容分析になります。面接内容を解釈する場合、逐語録すべてをそのまま分析することは複雑であることから、まずはコード化という作業をします。コード化とは長い逐語録を丹念に読み、単語、文節、文章など、一定の単位で区切り、それぞれ

NOTE

▼4
グループ・ダイナミクスとは集団力学のことであり、グループのメンバー個々人の場合には観察されないような、集団ゆえに生じる力の作用や動態のことを言います。

▼5
音声認識ソフトとはキー入力せずに、マイクに向かって話すだけで文字入力を行うソフトのことです。

にラベル（名前）をつけていく作業です。

　コード化ができたら、次はそれをテーマごとにグループ化していく作業に入ります。これをカテゴリー化（分類）と言います。ここまで済んだら、それらの出現頻度や、関係性、時系列による出現傾向などを確認することが可能になります。

　コード化およびカテゴリー化の具体的な方法は、第4章第3節で解説した選択する研究デザインの種類により異なります。質的研究では基本的にこれらすべての過程を研究者が手作業で行ないますが、自然言語処理による「テキストマイニングソフト」を使用して大量のテキストデータを量的に処理する方法もあります。

（笠原聡子）

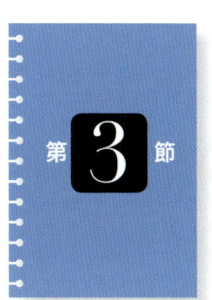

第3節 データの整理と分析

　前節では、データ収集の方法について学びました。料理にたとえれば、データが集まったということは、食材を買い込んで家に戻ってきた段階と言えるでしょう。あなたはこの後、野菜を洗ったりみじん切りにしたりするのと同様に、データという食材をきれいに洗って加工することになります。「データを洗う」なんておかしな表現に聞こえますが、英語には「データクリーニング」という言葉が実際にあるのです。この項では、量的研究におけるデータを収集した後に行うべき作業の手順をひととおり説明していきます。

図表5 質問紙調査におけるデータ整理と分析の流れ

- データの表現方法
  ▼
- データの前処理をする
  ▼
- データを入力し、点検する
  ▼
- データ全体を眺める──分析に取りかかる
  ▼
- データを要約する
  ▼
- 2つのデータの関係を調べる

データの表現方法

　まず、データを表現する方法にはどのような種類があるかについて見ておきます。データは大きく分けて、**数量データとカテゴリーデータ**に大別されます（図表6）。カテゴリーデータのことを質的データと呼ぶこともありますが、研究デザインの種類である質的研究法とまぎらわしいので、本章ではカテゴリーデータという呼び方で統一します。

図表6 データの種類[5]

データ
├─ 数量(量的)データ
│   ├─ 比率尺度
│   │   数値の大きさが意味をもち、絶対0点があり、理論上0以下の値はとり得ない
│   │   (例:重さ、長さ、時間などほぼすべての物理量)
│   └─ 間隔尺度
│   数値の大きさが意味をもつ
│   (例:温度計の目盛りなど)
└─ カテゴリー(質的)データ
    ├─ 名義尺度
    │   カテゴリーの並びに順序性がない
    │   (例:性別、居住地)
    └─ 順序尺度
        カテゴリーの並びに順序性がある
        (例:食物摂取頻度、運動頻度)

数量データ──比率尺度と間隔尺度

　数量データは**比率尺度**(比尺度とも言います)と**間隔尺度**に分けられます。長さや重さや時間などを計測した数値を考えてみましょう。

　これらはゼロから始まって、長さや重さが2倍や2分の1になれば、数値も2倍や2分の1になります。そのほか、あらゆる統計処理を適用することが可能です。このようなデータを表すときの尺度(ものさし)を比率尺度といいます。

　それに対し、たとえば(摂氏の)温度には「零度」がありますが、この意味は水が凍る温度を「ゼロ」と決めただけであって、マイナスもあり得ますね(ただし下限が存在します)。温度というのは水が凍る温度と沸騰する温度との間を100等分して「℃」という単位で表したものであり、その間隔は等しいですが、10℃の2倍が20℃などというような関係にはありません。このような尺度を間隔尺度と呼んで、比率尺度とは区別します。

　間隔尺度は質問紙調査でよく使います。「○○について、あなたはどれくらい満足していますか」といった質問について、「1. 大いに満足」「2. 満足」「3. やや満足」…「7. 大いに不満」の7段階で回答してもらう場合、これらの回答は等間隔であるとみなし、間隔尺度として扱うことがあります。間隔尺度であれば、平均値を計算するなど、多くの統計処理が可能となります。

カテゴリーデータ──順序尺度と名義尺度

　カテゴリーデータは**順序尺度**と**名義尺度**に分けられます。

先ほどの質問に対する回答欄が「1. 満足」「2. どちらでもない」「3. 不満」である場合を考えてみましょう。これらの回答は間隔尺度と同様に大小関係を表していますが、1と2の間隔と、2と3の間隔が等しいと見なすことはできません。この場合の尺度は、順序のみに意味があるので順序尺度と呼びます。順序尺度の平均値を計算することに意味はありませんが、後で述べる中央値なら可能ですし、ほかにもいくつかの統計処理が可能です。

　しかしながら、**本章図表4**の「選択回答」の欄にあるような、「1. はい　2. いいえ」で回答する質問や、いくつかの選択肢のなかから選ばせるような質問の場合、番号の数字には数値としての意味も順序もありません。ただ分類するためだけの記号として使われているだけです。このような尺度を名義尺度と呼びます。

　なお、数量データであっても、たとえば「1. BMI 20未満　2. BMI 20以上25未満　3. BMI 25以上30未満　4. BMI 30以上」というように区分すれば、カテゴリーデータとして取り扱うことが可能です。逆にカテゴリーデータを数量データとして取り扱うことはできません。

データの前処理をする──エディティングとコーディング

　あなたがめでたく調査を終え、手元に調査票の束（たば）があると想像してください。あなたがまず取りかかるべきなのは、調査票の点検です。記入漏れや不明瞭な記載などを1枚1枚チェックし、必要な書き込みなどを行います。こうした作業を**エディティング**と呼びます。質問と矛盾した回答（男性なのに閉経年齢に回答しているとか、年齢よりも既往歴のほうが長いなど）もここで修正をしておきます。回収した調査票の数が配布した総数のうち何パーセントであるかの割合を**回収率**といいます。さらに、データ分析に使える（つまり必要な質問にすべて答えている）回答数の割合を**有効回答率**と言います。回収率、有効回答率は分析結果の解釈に影響を与える重要な指標です。

　次に、たとえばあなたの調査票の年齢記入欄に〇〇歳と回答されているのを、10歳きざみでカテゴリーに分けたい場合や、性別が「男・女」のいずれかに〇印を付けるだけであるような場合、それらに数字を割り振る必要があります。この作業を**コーディング**と呼びます。その際、数字の1が男性と女性のどちらなのかといったことが後でわからなくならないよう、コード（番号）と選択肢との対応表を忘れず作成しておきましょう（図表7）。無回答のデータを**欠損値**と呼びますが、後でコンピュータに入力する際に、欠損値のコードをあらかじめ決めておきます（たとえば999など）。

図表7 コーディングマニュアルの例[6]

● 記入上の注意事項──無回答は空白にする。

項目	カラム数	カテゴリー
❶サンプルナンバー	3	1〜n人
❷性別	1	1. 男　2. 女
❸年齢	2 または 1	数量のまま 1. 20〜29歳 2. 30〜39歳 3. 40〜49歳 4. 50〜59歳 5. 60歳以上 6. 無回答
❹職業	1	1. 常勤 2. パートタイマー 3. 内職 4. 無職 5. 無回答
❺Q1（喫煙）	1	1. 吸う 2. 吸わない 3. 以前吸っていたがやめた
❻Q2（喫煙量）	2	数量のまま
❼Q3（満足度）	1	5. 満足 4. まあ満足 3. どちらともいえない 2. やや不満足 1. 不満足

データを入力し、点検する

　コーディングが済んだら、コンピュータの表計算ソフトなどにデータを入力します。1枚の調査票がスプレッドシートの1行に相当するように入力していきます。通常、各行の1列目には、調査票ごとの識別番号（ID）を入力しておきます。入力は人間の手作業ですから間違いやすいものです。1人で作業せず、2人または3人が別々に入力し、後で照合して一致しているかどうか確かめるようにしましょう。

　入力ミスがないことを確認したら、コンピュータソフトを用いて、入力漏れやミスがないかどうかをチェックします。この作業を**データクリーニング**と呼びます。データクリーニングの簡単な方法として、後で述べる単純集計が便利です。たとえば性別の度数分布表を出力したとき、数値は1か2しかあり得ないのに、「11」が混ざって

いたとすれば、それは入力ミスであることがわかります。

こうしてチェックを終えたデータファイルは、オリジナルデータとして大切に保存しておきましょう。これ以降、分析にかける際には、オリジナルデータを統計解析ソフトなどに読み込ませ、そちらのファイルを使用するようにします。先に述べたコードと選択肢の対応表も、テキストファイルなどの形で電子化し、オリジナルデータとともに保存しておくとよいでしょう。

データ全体を眺める

いよいよデータの分析に取りかかります。分析の最初に行うべきことは、個々のデータの全体像を眺めてみることです。統計用語を使うなら、**データがどのように分布しているかを把握する段階**となります。カテゴリーデータであれば、個々の選択肢ごとの回答数（度数）を表す**度数分布表**を作成したり、それを図示した**ヒストグラム**（図表8）を出力することで、全体像がつかめます。数量データであっても、適当な間隔で区切ってカテゴリーを設定すれば、同様にヒストグラムを描画することができます（通常、各カテゴリーは等間隔で区切ります）。

後に分析手法を選択する際に、データの分布が**正規分布**（図表9）と見なせるかどうかが特に問題になることが多いので、分布の形を忘れずにつかんでおきましょう。

図表8 ヒストグラム

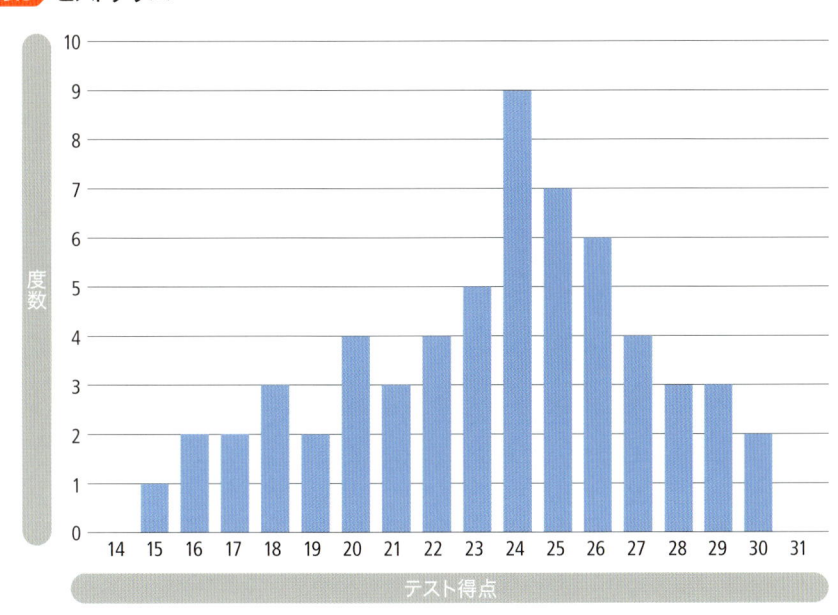

図表9 正規分布

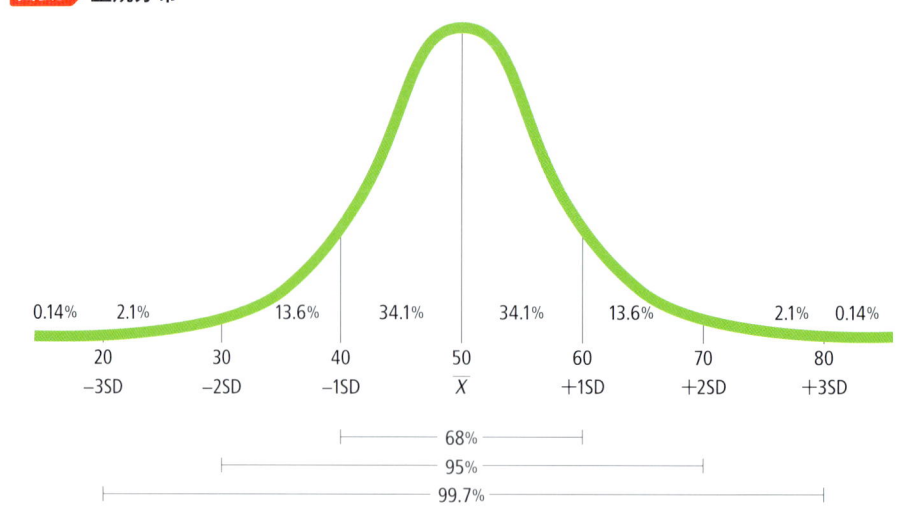

0.14%	2.1%	13.6%	34.1%	34.1%	13.6%	2.1%	0.14%
20	30	40	50	60	70	80
−3SD	−2SD	−1SD	$\bar{X}$	+1SD	+2SD	+3SD

68%
95%
99.7%

データを要約する

　データの全体像がわかったら、次はそれぞれのデータの分布の特徴を数値で表すことを考えます。分布の特徴を表す数値には**代表値**と**散布度**があります。代表値とはその名のとおり、データを1つの数値で代表させるのです。ある数量データが正規分布しているとみなせる場合は、代表値として**平均値**を計算するのが通常です。分布に偏りがある場合は、代表値として**中央値**や**最頻値**を用います。

　散布度はデータの分布の広がりを示す数値で、**範囲**（最小値と最大値の間隔）、**四分位範囲**（データの数値を小さい順に並べたときの、4分の1の位置と4分の3の位置との間隔）、**分散**、**標準偏差**があります（表計算ソフトで簡単に計算できますから、計算式は書きません）。通常、平均値は標準偏差と、中央値は四分位範囲と組み合わせて用います。

2つのデータの関係を調べる

　あなたのリサーチクエスチョンがレベルⅡの問いであれば、2つのデータどうしが関連しているかどうかに興味があるはずです。その場合には、**散布図**（図表10）と呼ばれる図で示すことで、2つのデータの分布の様子が視覚化できます。もし直線的な関係が見られるならば、**相関係数**と呼ばれる数値を求める分析方法へと進んでいくことになります。本章では、基本的な分析の解説までにとどめ、ここから先は高木廣

図表10　散布図

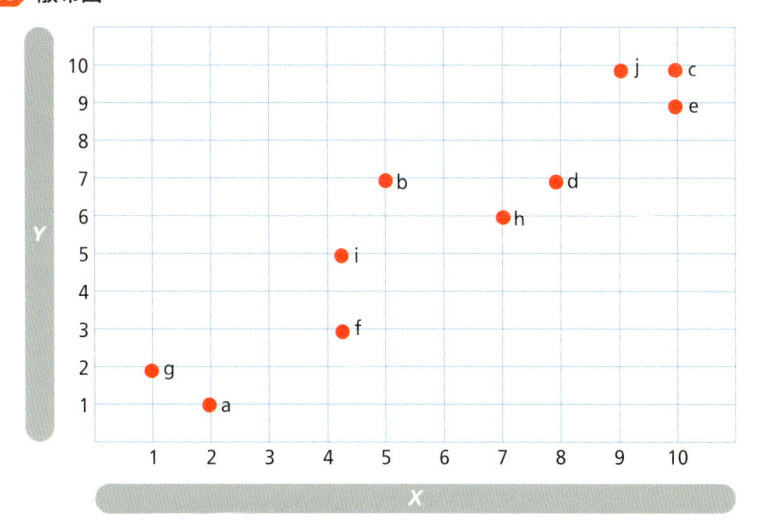

文『ナースのための統計学　第2版』(医学書院 2009)などの他書に譲ることにします。本節で強調したかったのは、データの分布をきちんと調べずにいきなり"○○分析"と名のついた分析に走ることのないよう、基本をしっかり押さえてほしいという点です。

統計で悩まないで

　もしあなたが、研究したいテーマはあるのに統計が苦手だから、研究に手を染めることをためらっているとしたら、それは実にもったいない！　研究における統計分析の重要性はさほど大きくありません。誤解を恐れずに言えば、**研究を実施する人が自分自身で統計分析をしなくても構いません。**

　誰か統計の得意な人に初めから共同研究者として入っておいてもらえばいいのです。疫学の大規模な研究などでは、研究者とは別に統計専門家（スタティスティシャン）と呼ばれる人たちが雇われていて、分析を代わりにやってくれるのが通常です。なぜなら、統計分析は技術的（テクニカル）な作業であるのに対し、研究者が担当すべきなのは学術的（アカデミック）な知性を使う作業であるべきだからです。

　第2章図表1の砂時計モデルで言えば、アカデミックな作業とは上の準備段階の部分と、データ分析結果を解釈し論文にまとめて発表する部分が該当します。同じように、データを取る作業も研究者自身ではなくデータコレクター（データ収集者）と呼ばれる人たちが実施することが多いです。本章を読んだ皆さんは、統計ぎらいのせいで研究を避けるようなことをしないでほしいと思います。

第4節 妥当性と信頼性

　難しい言葉が見出しに並んでいますね。「妥当」という単語自体は「よく当てはまっている、適切である」といった意味で一般的に使われるものです。研究に関する用語としての**妥当性とは、研究方法がリサーチクエスチョンや研究目的にどれくらい当てはまっているか**、の程度を意味します。

　ここでは、「あなたが選んだ研究デザインが、あなたのリサーチクエスチョンに答えるのに適切であるか」「あなたが選んだ研究対象者が、あなたの研究目的や研究デザインと適合しているか」「あなたが選んだデータ収集ツールが、あなたの知りたいことをちゃんと測定できているか」など、幅広い意味を含んでいるものととらえてください。

妥当性とは

　広い意味でとらえた妥当性には、大きく分けて**外的妥当性**と**内的妥当性**の2つの種類があります。このうち外的妥当性は、本章第2節で述べた代表性と密接な関連

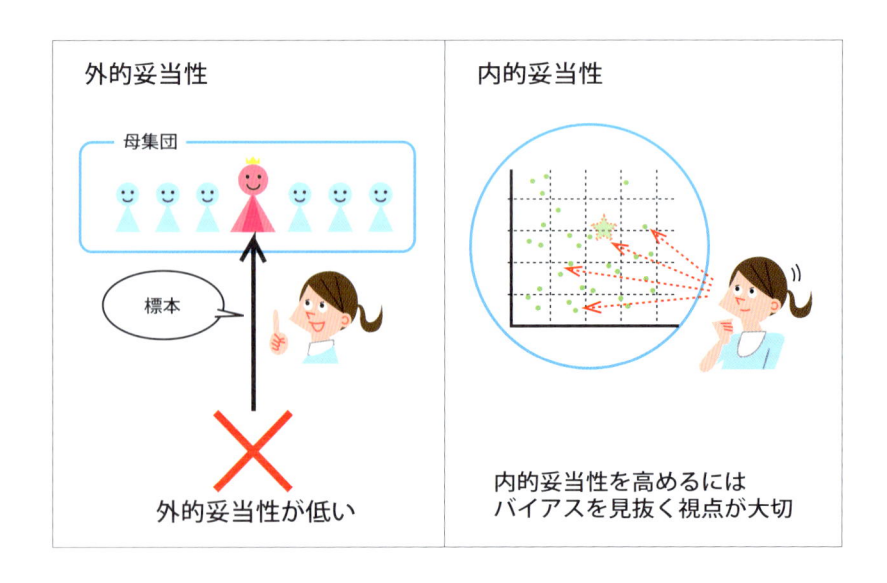

外的妥当性　　　　　内的妥当性

母集団

標本

外的妥当性が低い

内的妥当性を高めるには
バイアスを見抜く視点が大切

があります。

　あなたが自分の研究目的に合う母集団のなかから研究対象者（標本）を選ぶとき、代表性が高くなるように標本抽出を行わなかったとしたら、あなたの研究結果をもとの母集団に当てはめる（これを**一般化**といいます）ことができなくなってしまいます。こういう場合、「あなたの研究は外的妥当性が低い」と表現されます。外的妥当性は**一般化可能性**とも言います。

　母集団からの標本抽出の仕方以外にも、研究上のさまざまな要因によって、あなたが本当に知りたいこと（これを**真の値**と名づけましょう）と、データ収集して得られた結果（これを**観測値**と名づけておきましょう）とがずれてしまうことがあります。

　「真の値」というのは言い換えれば「100％正しい値」ということですが、人間が研究を行う以上、100％などということはあり得ません。でも100％に近づける努力をしなければ、間違った研究結果を信じてしまったり、誤解が世間に広まったりしかねません。あなたの研究で得られた観測値が真の値をどの程度反映しているかを示す言葉が、**内的妥当性**です。

　そして観測値が真の値から外れてしまうような影響を及ぼすさまざまな要因のことを**バイアス**と呼びます。バイアスにはいろいろな種類がありますが、通常は、研究対象者の選ばれ方に偏りが生じる**選択バイアス**、データ収集の際に方法や手順が不統一であるために生じる**測定バイアス**（**情報バイアス**とも言います）、それに収集しなかったデータが隠れた要因となって観測値を歪めてしまう**交絡バイアス**（単に**交絡**とも呼びます）の3つに分けます。

　内的妥当性が高いかどうかを示す簡単な指標（めじるし）は存在しません。研究実施者がバイアスの存在に気づかないまま、論文を発表してしまうこともあり得ます。バイアスを見抜く目を養うには、第3章で解説した文献のクリティークがよい練習になります。言い換えれば、**文献をクリティークするときのポイントは、その研究の妥当性がどの程度であるかを吟味すること**です。

　なお、あなたが社会心理的尺度を用いてデータ収集を行う場合や、あるいは自分で新しい尺度を考案しようというような場合には、測定ツールとしての尺度（ものさし）の妥当性をチェックしておく必要があります。チェックする項目には**内容妥当性**NOTE6、**基準関連妥当性**NOTE7、**構成概念妥当性**NOTE8などが挙げられます。NOTE9

信頼性とは

　先ほど、「人間が行う研究に100％はない」と述べました。真の値というのはそれこそ、神のみぞ知るものなのでしょう。それでも、何度も繰り返して測定するといつ

NOTE

▼6
内容妥当性とは、測定しようとする領域をまんべんなく網羅的に取り上げているかどうかに関係するもの。

▼7
基準関連妥当性とは、すでに知られている尺度で測定してみて、矛盾のない結果が得られるかどうか、を意味します。

▼8
構成概念妥当性とは、測定された数値などが、仮説的な構成概念から導かれるほかのさまざまな測定値とどの程度関連性をもつか、というもの。

▼9
詳細は石井京子、多尾清子『ナースのための質問紙調査とデータ分析　第2版』（医学書院、2002）31-33ページなどの他書を参照してください。

もだいたい同じような値が得られるのであれば、「真の値はだいたいこの辺だろうな」といった手応えを感じられるでしょう。一方、測定するたびに観測値が大きく変動するようであれば、自分が測定に使っている道具（ツール）を信頼することはできませんね。

　このように、研究用語としての**信頼性とは、観測値が真の値の周辺でどれくらいばらついているか、の程度**を意味します。信頼性の高いツールを用いれば、測定を繰り返すと同じような観測値が繰り返し得られることになります。言い換えれば、観測値が一貫している（安定している）、ということです。ただし、ツールの妥当性が低ければ、たとえ観測値が一貫していても、真の値からは常に外れた状態（バイアスがかかった状態）になってしまうので、注意が必要です。つまり、**妥当性のほうが信頼性よりも重要**であり、**妥当性が高いツールであることが、ツールの信頼性を検討する前提**であると言うことができます。

NOTE10

NOTE

▼10
信頼性をチェックする方法や、信頼性を表す指標（信頼性係数など）に関する詳細は、石井京子、多尾清子『ナースのための質問紙調査とデータ分析　第2版』（医学書院、2002）33-34ページなどの他書を参照してください。

第5節 倫理的配慮

① なぜ倫理的配慮が必要なのか

　読者の皆さんは、看護職が高い倫理性をもつべき職業であることは十分理解していると思います。そこで本節では、看護職が研究を行う場合の倫理的配慮に的を絞って説明していきます。

　そもそも、あなたが研究をしようとしているのはなぜですか？「職場の上司に言われたから」とか「卒業するための必修科目だから」という理由で、仕方なく研究を行おうとしているなんてことはありませんか？　もしそうだとしたら、とても残念なことです。なぜなら、学術研究を自由に行う権利は、人類が長い歴史を通じてようやく勝ち取った尊いものだからです。日本国憲法第23条には「**学問の自由は、これを保障する**」と書かれています。あなたには本来、自由に学問を究める権利があるのです。そんな貴重な機会である研究を「仕方なく」行うなんて、実にもったいないことだと言えます。

研究対象者の自己決定の自由を保障する

　しかしながら、看護研究は人間を研究対象としています。人は誰でも、自分に関することを自己決定する自由をもっています（児童など、自己決定能力がない場合には注意が必要です）。あなたに学問の自由があると言っても、あなたの研究対象者がもつ自由を侵害してまで研究を行うことは許されません。

　たとえば、あなたが作成した調査票を研究対象者に回答してもらう場合を考えてみます。研究対象者が調査票に回答するのに要した時間は、その調査票がなければ他のことに使えたかもしれません。だから、その時間を調査票の回答に使うかどうかは、研究対象者が自分の意思で決定するのでなければならないのです。

　後ほど述べるように、研究に協力するかどうかの意思を確認するために、研究対象

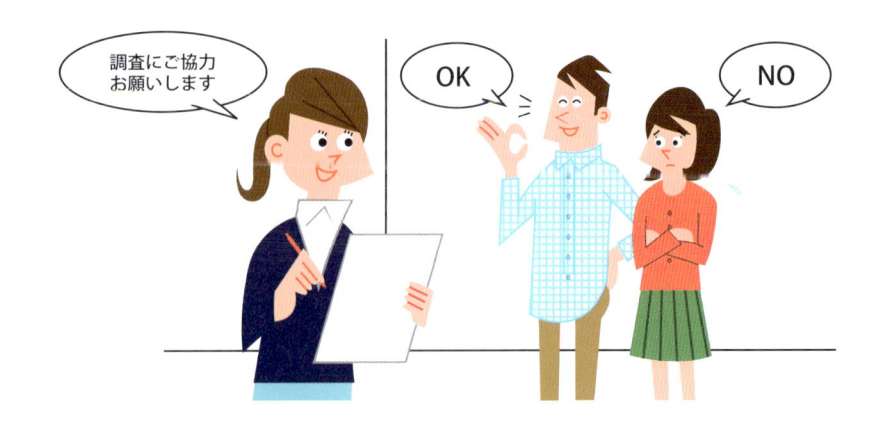

者の「同意書」を取ることが必要とされています。それは研究実施者が、**研究対象者の自己決定の自由を保障**していることを示す重要なものです。

　本章で繰り返し述べてきたように、研究には「オリジナルであること」と「実現可能であること」が必須要件です。そのことは倫理的な観点からの要請でもあります。もし先行研究を調べるだけで済むような研究テーマだったり、妥当性のある結果を出せる可能性の低い研究方法であるならば、わざわざ研究対象者の人たちに時間を割いてもらってまで研究を実施しなくていいことになるからです。意義のあるリサーチクエスチョンを立てたり、先行研究を入念に文献検討したり、研究計画書をしっかりと記述することは、自分の時間を割いて協力してくれる**研究対象者に対する敬意**という意味でも、とても大切なことなのです。

② 研究における倫理ガイドライン

研究倫理の歴史的背景

　研究における倫理的配慮について真剣に考えられるようになったのは、ほんの数十年前、第二次世界大戦直後のことです。人類の長い歴史から見れば、つい最近だと言えます。戦時中、アウシュヴィッツなどの強制収容所に捕らわれた人々に対し、人体実験のような非人道的な研究がなされていました。こうした歴史上の事実に対する反省から、実験的に人に苦痛を与えたり尊厳を傷つけてはいけない、という考え方が

1947年、**ニュルンベルク綱領**としてまとめられました。そしてニュルンベルク綱領をもとに1964年、フィンランドの首都ヘルシンキにおいて開かれた世界医師会第18回総会で採択された**ヘルシンキ宣言**が、人間を対象とする医学研究の倫理的原則として、現在、研究者が順守すべき規範となっています。

　こうした歴史を知らなくても研究を倫理的に行うことは可能かもしれません。でも、研究上の倫理的配慮が叫ばれるようになった背景には、人類の悲しい歴史と尊い犠牲があったということは、研究に携わるすべての人が知っておくべきだと思います。

ヘルシンキ宣言

　ヘルシンキ宣言の要点として、以下の6つが挙げられます。このうち、❸❺❻については後ほど説明するので、ここでは❶被験者の福祉の優先と❷研究計画書の記載、そして❹被験者の自発的な参加について説明します。

❶ 被験者の福祉の優先（第6条）
❷ 研究計画書の記載（第14条）
❸ 倫理委員会での承認（第15条）
❹ 被験者の自発的な参加（第22条）
❺ 個人情報・プライバシーの保護（第23条）
❻ インフォームド・コンセントの実施（第24条）

❶被験者の福祉の優先

　研究で得られる成果ばかりを重視して、被験者に犠牲を強いてはならないということです。わかりきったことかもしれませんが、気づかないうちに被験者に苦痛を与えてしまうような質問紙を作ってしまっていないか注意しなければなりません。

　たとえば質問紙の最後で、子どものころの虐待に関する質問があったとしましょう。虐待を受けていた場合、思い出すと嫌な思いになるかもしれませんから、回答後も気分が沈んだまま過ごしてしまうことが予測できます。質問紙を工夫することにより、被験者に与える苦痛を最小限にとどめなければなりません。また、研究に参加してもらうということは、被験者をある時間拘束することになります。あまり長すぎると被験者に疲れが残ります。被験者の精神的身体的負担を最小限にする努力が必要です。

❷研究計画書の記載

　本章の中心テーマである研究計画書は、倫理的な観点からも、研究に必須のもので

す。なぜ研究計画書を書かなければならないのでしょう？　まず考えられる理由は、研究対象者に何をしようとしているのかを、あらかじめ明記することにより、研究対象者・研究実施者以外の第三者がその内容を倫理的観点からチェックできるからです。研究対象者に危害や苦痛を与えるようなことがないかどうかをチェックできるようにしておくことは言うまでもありません。ほかにも、後で述べるインフォームド・コンセントをどのように取るか、得られた情報をどのように保管するか、研究実施者が自分の利益になるような都合のよい結果を発表するようなおそれ（これを利益相反と言い、120 ページで詳説しています）はないか、などもチェックされます。

❹被験者の自発的な参加

　被験者が研究に参加するのは自分の意思である必要があります。大学で教員が学生に、あるいは、病棟で看護師長が看護師に質問紙を配って回収するといったように、強者が弱者に被験者となることを依頼する場合には注意が必要です。

　たとえ、質問紙への回答が自由意思だと言われたとしても、「提出しなかったら単位がもらえないかもしれない」「提出しなかったら師長に嫌われるかもしれない」といったことが頭によぎり、提出したくないけれどもやむなく提出する、といったことも起こるでしょう。強者が弱者に依頼する場合は、被験者の意思で参加できるような研究体制をつくることを特に意識しなければなりません。

　日本看護協会による『看護研究における倫理指針』では、自発的な参加が難しい可能性のある被験者を 2 つのタイプに分けています。具体的に挙げると、1）患者、学生、スタッフ、妊婦、高齢者、社会的弱者、受刑者、2）新生児、乳幼児、児童、死に直面している人、精神を病む人、認知症のある人、精神発達障害のある人、意識障害のある人、セデーション（鎮静）を受けている人です。

　1）の場合、自由な意思で決断することが難しく、直接利害関係のある人が研究の説明・承諾に携わらない、不利益を被ることなく研究参加を拒否できるような配慮を行うことが大切です。2）の場合は、理解力・判断力が十分でないために主体的な決断が難しい状態の人々です。このような場合は、可能な限り本人から同意を得ることが原則ですが、本人から同意を得ることが不可能あるいは困難な場合は、あらかじめ倫理審査委員会などによる審査・承認を受けたうえで、代諾者（代理で承諾する者、という意味です）からの同意を得る、という配慮が必要です。

看護研究の指針となる倫理の原則

　看護分野においては、国際看護師協会（ICN）による『看護研究のための倫理指

針』および日本看護協会による『看護研究における倫理指針』があります。ケア提供者である看護者がケアの受け手を対象に行う研究の場合、看護ケアの受け手である人々は、ケアの提供者と受け手の関係性から研究への参加を拒否することが困難な立場に置かれています。このため、特に研究対象が弱者であることを念頭に置いた倫理的配慮が必要になりますが、看護研究における倫理指針は、このような観点から作成されています。

　看護研究の指針となる倫理の原則は善行、無害、誠実、正義、真実、守秘です（図表11）。これら6つの内容は、研究を計画する段階で、常に念頭に置かなければなりません。

図表11　倫理の6つの原則

1 善行
研究参加者および社会に対して「よいことを行う」という倫理原則です。研究に参加することによる個人への直接の利益はもちろん、この研究成果が社会や他の人の健康にも貢献することが含まれます。

2 無害
研究参加者に「害を与えない」という倫理原則です。研究対象者の安全確保を最優先させ、身体的・精神的侵襲に対し十分な配慮を行うことが重要です。また、研究に参加することにより対象者にどのような害が起こり得るかを十分に検討し、潜在的な不利益を明らかにしたうえで対象者に説明します。研究実施に際しては、研究について十分知識がある人が携わること、研究の途中であっても不都合が生じた場合には中断することなどが含まれます。

3 誠実
研究参加者と研究者とのあいだに「信頼」を育むという倫理原則です。研究に関して事前に十分な説明をして、それを守り、研究対象者が抱く信頼や期待を裏切らないことを意味します。

4 正義
研究対象者に対し「公正」に「正当」に対応するという倫理原則で、研究対象者の選択、参加・不参加の決定、研究による利益等で、人種や年齢、経済的状態等による差別を受けないことを意味します。研究実施前・中・後を通して公正で適切なケアを受ける権利を保障するものです。

5 真実
対象者に対して「真実を述べる」という倫理原則で、対象者に対して正直であり、予測される利益や不利益についてきちんと情報提供するということです。

6 守秘
「プライバシーを守る」という倫理原則で、研究期間中に得られる個人情報を本人の許可なく他にもらさないこと、研究のプロセスにおいて、また、公表にあたり個人が特定できないような配慮を行うことが含まれています。

③ インフォームド・コンセント、個人情報保護、プライバシーの保護

ここでは、ヘルシンキ宣言第23・24条で述べられているインフォームド・コンセントの実施と個人情報・プライバシーの保護について説明します。

インフォームド・コンセント

先に被験者の自発的な参加について説明しましたが、自発的な参加は、研究についての十分な説明を受け、その内容を理解したうえでの同意に基づくものでなければなりません。「十分な説明を理解したうえでの同意」のことをインフォームド・コンセントと言います。

ヘルシンキ宣言では、「被験者候補の自由意思によるインフォームド・コンセントを、望ましくは文書で求めなければならない」としています。研究対象者が理解しやすく、いつでも内容を確認できるように、同意説明文書（図表12）を用いて説明し、研究に参加してもらえる場合には同意書に署名をもらいます。この際、特に注意すべき点は、研究対象者が質問できる機会をつくり、対象者の質問に十分に答え、いつでも質問に答える準備があることを説明することと、同意を確認するまでに時間的余裕をもつことです。研究参加について、あくまで本人の自由意思を尊重するためです。なお、同意書はコピーし、原本は研究終了時まで保存し、コピーは被験者に渡します。

図表12　同意説明文書に含まれるべき内容

- 研究課題名
- 研究の目的、意義、方法、実施期間
- 予測される被験者への利益と不利益
- 研究への参加は任意であり、研究に参加しない場合にも不利益を被らないこと
- プライバシー保護の厳守
- 個人情報保護の方法
- 参加に同意しても、いつでも同意の撤回が可能なこと
- 不明な点はいつでも問い合わせ可能なこと
- 費用負担
- 研究実施責任者の氏名・所属・連絡先

図表13 同意書の例[10]

○○病院　病院長殿

私は、「○○○○○」に関する研究について、下記の項目につき、別紙の説明文書に基づき十分な説明を受け、理解し納得しましたので、研究に参加することに同意します。

☐ 研究の目的・意義
☐ 研究方法・期間
☐ 研究への参加・協力の自由意思
☐ 研究への参加・協力の拒否権
　・参加に同意しない場合であっても不利益は受けないこと
　・研究の参加に同意した場合であっても、いつでも取りやめることができること
　・研究の参加を取りやめることによって不利益を受けないこと
☐ プライバシーの保護
☐ 個人情報の保護の方法
　・研究の結果が公表される場合であっても、対象者の秘密は保全されること
☐ 介入研究・評価研究の場合には、具体的な介入方法の記述
☐ データ収集方法（協力依頼内容、所要時間）
☐ 研究に参加・協力することにより期待される利益（研究対象者、社会）
☐ 研究に参加・協力することにより起こりうる危険並びに不快な状態とそれが生じた場合の対処方法
☐ 研究中・終了後の対応
☐ 研究結果の公表方法
☐ 同意書へのサインが不可能あるいは困難な場合には、その理由と代諾者などの選定方針
☐ 研究を行う看護者および研究責任者の氏名、所属、職名、連絡先、連絡方法

同意日　平成　　年　　月　　日
住所
電話番号
本人氏名（署名）
説明日　平成　　年　　月　　日
○○病院　△△病棟看護師（署名）

個人情報保護・プライバシーの保護

ヘルシンキ宣言では、個人情報保護・プライバシー保護について、「研究被験者のプライバシーおよび個人情報の秘密を守るため、ならびに被験者の肉体的、精神的および社会的完全無欠性に対する研究の影響を最小限にとどめるために、あらゆる予防策を講じなければならない」としています。一般社会においても、個人情報とプライバシーの保護に対する関心が高まっています。医療従事者としてだけでなく研究者としても、こうした関心の高まりに適切に対応していかなくてはなりません。

「個人情報」と「プライバシー」という言葉はまぎらわしいですが、少し意味が異なります。**個人情報とは、生存する個人に関する情報であって、特定の個人を識別することができるもの**を指す法律用語です。文字で書かれた情報だけでなく、音声や映像であっても、それによって個人が特定できるのであれば個人情報となります。逆に言えば、個人を特定できなければ個人情報ではありません。したがって個人情報を保護するには、個人を特定できなくすればよいことになります。

一例として、質問紙調査において回収した質問紙の個人情報を保護する方法を考えてみましょう。まずは単純に、個人情報から個人を識別できる情報の全部または一部を取り除き、代わりにその人とかかわりのない整理番号を付す方法があります。このように個人を識別できないようにすることを**匿名化**と言います。つまり、個人情報とされる氏名、生年月日、居住地、電話番号の情報を消すのです。

しかし、研究担当者が個人を識別できるようにしておきたいこともあります。たとえばフォローアップが必要な調査などです。その場合は、その人と新たに付された整理番号の対応表を残します（連結可能匿名化）。個人を識別できる必要がない場合は対応表を残しません（連結不可能匿名化）。連結不可能匿名化の場合は、個人の識別ができないため、フォローアップが必要な調査の場合は連結可能匿名化の方法を用いることになります。

「プライバシー」という概念は「個人情報」という概念よりも古くから存在するものです。**プライバシーとは、私生活上の事柄をみだりに公開されない権利**を指します（「みだりに」とは「勝手に」という意味です）。一方、「個人情報」という概念には、私生活上だけでなく職業上の情報も含まれます。実際には、個人情報が不適切に扱われることによって主に侵害されるのがプライバシーの権利であるため、両者は密接な関係があります。プライバシーを保護することは、研究対象者の人格を尊重し、他人に知られたくない権利を保障することだと言えます。

④ 倫理委員会とは

　倫理委員会とは、研究の実施の適否について、研究対象者の個人の尊厳および人権の尊重その他の倫理的観点および科学的観点から調査審議するための組織です。大多数の大学および多くの病院には、人間を対象とする研究の申請を審査する倫理委員会が設置されています。審査では特に、研究に参加する個人が危害や傷害を被るのを防ぐ手段について考慮されているか、が焦点となります。

　国際看護師協会（ICN）の『看護研究のための倫理指針』に基づき、審査に重点を置かれる項目を以下に挙げます。

- 研究対象者に及ぶリスクを最小限にとどめるため、適切な研究計画に準拠し、研究対象者を無用なリスクにさらすことのない手順を用いる
- 研究対象者に及ぶリスクは、研究対象者が得る利益ならびに、研究成果として得られる知識の重要性に比して妥当である
- 研究対象者の選択が公正である
- 研究対象者候補もしくは法的に認められた代理人の全員から、インフォームド・コンセントを得る。通常は、書面による同意書によって行う
- 研究対象者の安全確保対策が適切に研究計画に含まれる
- 研究対象者のプライバシーを保護し、データを守秘するための対策が適切に講じられている

　倫理委員会は、これらの内容が議論される場です。倫理委員会では、多方面にわたる科学的・倫理的問題に関する専門知識と問題意識を結集する必要がありますので、外部の有識者や一般市民の参加が望ましいとされています。審査を申請する手続きや申請後のプロセスなどは、所属する機関や研究内容によってさまざまです。

　あなたが研究の初学者であれば、倫理委員会に提出する書類のことは指導教員や上司によく相談し、指示を仰いでください。日本看護協会の『看護研究における倫理指針』にあるように、たとえ上司があなたの研究に直接かかわっていないとしても、上司はあなたの研究を支援したり環境を整えたりすることが求められています。

病院内の看護倫理委員会の役割

　病院においては近年、病院全体の倫理委員会と連携する組織として、看護部門内に倫理委員会を設置するところが多くなっています。たとえば病院に勤務する看護師、助産師を対象にした調査研究（質問紙やインタビューによるもの）を行う場合などに、看護倫理委員会への研究計画書の提出、審査、承認というプロセスを採用する病院が増えています。あなたの研究が看護倫理委員会への提出要件に該当するかどうか、事前に確認しておきましょう。

　図表14に倫理審査から研究実施までの流れの例を示しました。治験などでは必ず病院全体の研究倫理委員会にはかり、図のようなプロセスをたどります。施設によって、審査完了までの所要日数は異なるものと思いますので、あらかじめ確認しておきましょう。

　また、前述したように、あなたの研究が看護部門内の倫理委員会での審査となる場合にも、審査のプロセスや所要期間がどのようになるのか、指導教員や上司に確認しておきましょう。

図表14　倫理審査から研究実施までの流れの例[11]

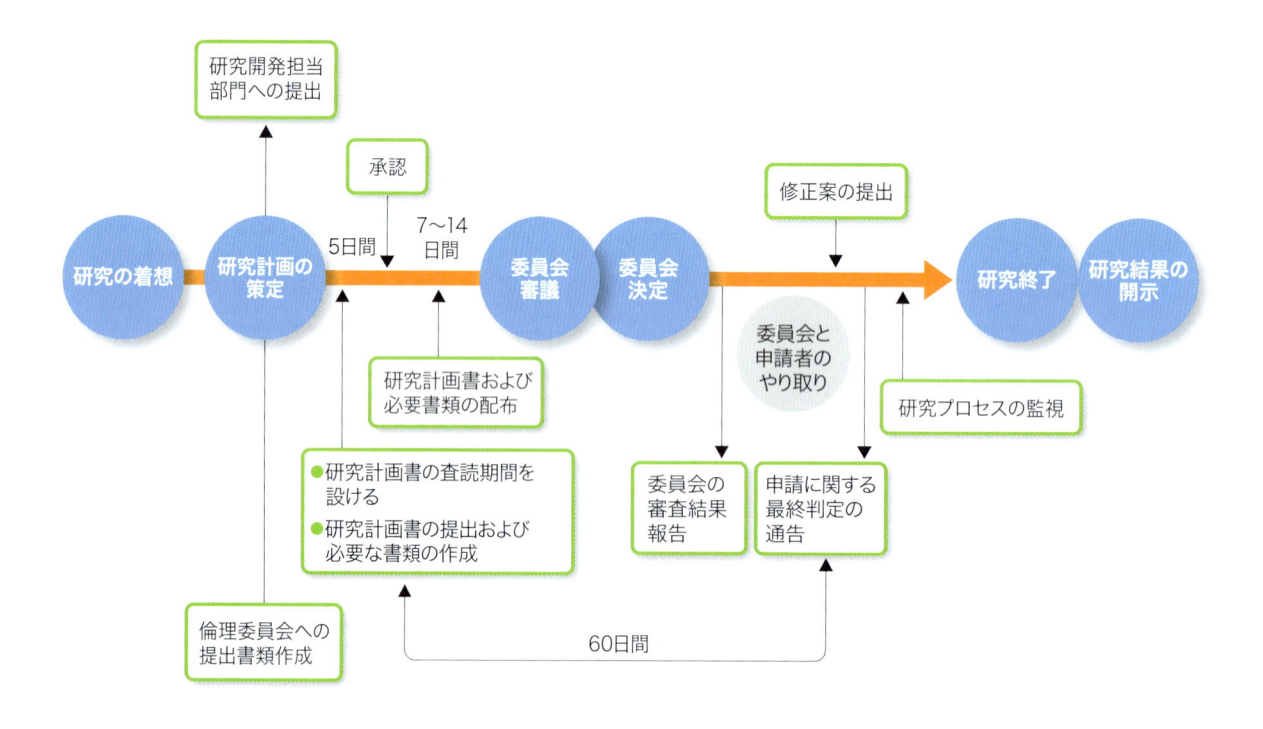

研究の着想 → 研究計画の策定 → （5日間）研究計画書および必要書類の配布 → （7〜14日間）委員会審議 → 委員会決定 → 委員会の審査結果報告 → 申請に関する最終判定の通告 → 研究終了 → 研究結果の開示

- 研究開発担当部門への提出
- 承認
- 研究計画書の査読期間を設ける
- 研究計画書の提出および必要な書類の作成
- 倫理委員会への提出書類作成
- 修正案の提出
- 委員会と申請者のやり取り
- 研究プロセスの監視
- 60日間

⑤ 研究過程の記録

　あなたは、日々の看護実践を看護記録（学生であれば実習記録）として記載しているはずです。言うまでもなく、看護記録を書くことは患者さんの権利の尊重、自己決定の支援、患者さんと医療従事者とのコミュニケーションの充実のための重要な行為です。あなたも日本看護協会が定めた『看護記録および診療情報の取り扱いに関する指針』などで、その重要性を学んできたことと思います。

　看護記録と同様、研究を実施する際に一連の過程を記録することの大切さが広く知られるようになってきました。研究において記録を残しておくことの目的には、次のようなものが挙げられます。

❶ 自分や共同研究者たちが、「どのデータにどんな処理をし、どういう結果を得たか」についての情報を共有するため
❷ 研究費を助成する機関に対し、使い道や使った金額の証拠として残すため
❸ あなたが研究成果を公表した後、その公表内容に疑問をもつ人が、あなたと同様な結果を得られるかどうか検証できるようにしておくため

　これらのうち、研究倫理の観点で注目すべきなのは❸です。あなたの研究成果に対して何らかの疑問をもたれることがあるとすれば、それはどういった状況が考えられるでしょう？　たとえば、あなたが研究によって明らかにしたことに学問的なすぐれた価値があるならば、それはあなたにとって大きな業績となります。

図表15　研究過程を記録する際に留意するべき事柄

油性ボールペンなど、後で消したり書き直したりできない筆記用具を用いる
日付・時刻を書く
他人が読んでわかるように具体的・客観的に書く
測定したデータなどは必ず記載し、機器からプリントアウトされた帳票があればのりで貼り付ける
略語はなるべく使わないか、または略語の意味を付記する
期待された結果だけでなく、期待はずれな結果も必ず記載する
記録はその日のうちに書く

「誰も知らないけれど、誰もが知りたいこと」を明らかにできれば高く評価されるのですから、研究者は先を争って研究しているのです。そのため、研究者というものは、データを改ざん（事実を曲げること）したりねつ造（存在しないものを存在するように見せかけること）したりする誘惑にかられやすいと言えます。

　もちろん、そんなことが許されるはずはありません。でも、研究過程を記録しておかなければ、「確かにこれは私が明らかにした事実だ」と主張することができなくなる可能性があります。このように、ある結論に至った途中経過を外部から客観的に見えるようにすることを、**透明性**を高める（確保する）と表現します。

　研究者がデータの改ざんやねつ造をしたくなるのは、自分の名誉のためだけではありません。それは、研究者がどこか特定の企業や団体などから研究に使う費用を助成されている場合です。

　たとえば、あなたのリサーチクエスチョンが「新しいケア用製品であるAと従来のBという製品とでどちらがより患者さんのQOLを向上させるか」だとします。あなたがもし、Aを製造しているメーカーから研究費を受け取っているとしたら、それは**利益相反**（りえきそうはん）という状態にある、と表現します。つまり、研究者は研究費をもらえ、Aのメーカーは売り上げが上がる、というように、お互いの利害は一致しているが、それが患者あるいは社会の不利益と直結しているかもしれない状態のことです。利益相反がある場合、たとえ「AはBよりも患者さんのQOL向上に効果が高い」という結果を発表したとしても、その結果は簡単に信じてもらえません。あなたの結果がAとBを公平に比較したうえで得られたものだと主張するためには、やはり透明性を確保しておく必要があるのです。

　研究記録の書き方には統一された様式はありませんが、医療機関のカルテと同様のルールに基づいて書くようにするとよいでしょう。具体的には、**図表15**のようなものが挙げられます。

参考文献

1) Holloway, I., & Wheeler, S. 著 (2002)／野口美和子，伊庭久江訳 (2006)．ナースのための質的研究入門──研究方法から論文作成まで，第2版．医学書院．
2) 石井京子，多尾清子 (2002)．ナースのための質問紙調査とデータ分析，第2版．医学書院，pp.22-25, 31-34.
3) 南裕子編 (2008)．看護における研究．日本看護協会出版会，p.138.
4) 南裕子編 (2008)．看護における研究．日本看護協会出版会，p.141.
5) 福田吉治，山縣然太朗監修 (2007)．保健医療福祉の研究ナビ．金原出版，p.78.
6) 石井京子，多尾清子 (2002)．ナースのための質問紙調査とデータ分析．第2版．医学書院，p.60.
7) ニュルンベルク綱領 (1947)．
　 http://med.kyushu-u.ac.jp/recnet_fukuoka/houki-rinri/nuremberg_original.html(last accessed 2012/06/20)
8) 世界医師会 (2008)．ヘルシンキ宣言 (和文PDF版)．
　 http://dl.med.or.jp/dl-med/wma/helsinki2008j.pdf（last accessed 2012/06/20)
9) 国際看護師協会 (2003) ／日本看護協会訳．看護研究のための倫理指針．
　 http://www.nurse.or.jp/nursing/international/icn/definition/data/guiding.pdf (last accessed 2012/06/20)
10) 日本看護協会 (2004)．看護研究における倫理指針．
　 http://www.kana-kango.or.jp/img/gakkai_01.pdf (last accessed 2012/06/20)
11) Porter, S. (2008) ／武田裕子訳 (2011)．ここからはじめる研究入門──医療をこころざすあなたへ．医学書院，p.152.

第6章

具体例で学ぶ研究のポイント

神戸市看護大学看護学部 教授
加藤憲司

第6章では、初学者の皆さんも取り組むことが多い
「事例研究」「観察研究」「実験研究」の3つの研究デザインについて
具体的な研究テーマに即して立案された研究計画書の例を通じて
それぞれのポイントを解説していきます。

第**1**節　事例研究のポイント
　　　　──レベルⅠの問い
第**2**節　観察研究のポイント
　　　　──レベルⅡの問い
第**3**節　実験研究のポイント
　　　　──レベルⅢの問い
column よくある相談と回答

第1節 事例研究のポイント
レベルⅠの問い

　本章では、「事例研究」「観察研究」「実験研究」の3つの研究デザインについて、具体的な研究テーマに即して立案された研究計画書の例を通じて、それぞれのポイントを解説していきます。

　3つの例はいずれも、筆者が看護系大学の修士課程の学生への講義時に、レポート課題として実際に提出されたものがもとになっています。紙面の都合上、簡略な記載に変えてありますので、実際にはもっと詳しく書くものだと思ってください。ともあれ、まずは事例研究の計画書例（図表1）を見てみましょう。

リサーチクエスチョンに合った研究デザインを選ぶ

　この研究計画書は、妻が「里帰り分娩」をした場合の夫の「父子愛着」や「父性意識」がどのようなものであるか、というリサーチクエスチョンをもとにして立案されたものです。「どのような」ということは「何か（What）」つまり**レベルⅠの問い**ですね。

　里帰り分娩それ自体は特にめずらしいことではありませんが、妻が里帰り分娩をし、自分が初めて父親となった気持ちを産後1か月ころに調査する、という研究は、対象者を集めることが容易ではなさそうです。

　そこでこの研究では、事例研究のデザインを用いることにしています。「背景」の部分を読むと、まだ明らかになっていないことが多く、このリサーチクエスチョンに関してあらかじめ仮説を立てるのが困難なため、レベルⅡではなくレベルⅠの問いの形にしたのかもしれません。

背景

　この「背景」はよく書けていますね。まず一般的な内容から始め、先行研究で何が明らかになっていて何がまだ明らかでないかを述べ、そして自分が何を明らかにしようとしているか、それがどのような意義をもっているか、という順序で書かれています。「砂時計モデル」の上半分が何となくイメージできるでしょうか。

図表1 事例研究の研究計画書例

研究題目	「里帰り分娩を選択した妊婦の夫の、児への愛着や父性意識のとらえ方に関する検討」
背景	日本では従来から、妊婦が出産前後の一定期間を自分の実家で過ごすという習慣がある。こうした習慣は江戸時代のころにはすでに定着していたと言われている[1]。里帰り分娩は、妊婦にとって心身の安静や産後の育児支援が得られるといったメリットがある一方、その夫が児への愛着を形成したり父親としての役割を獲得したりするうえでデメリットにもなることが考えられる[2]。たとえば、父性意識に関し、父親らしい気持ちになった時期について、里帰り分娩の場合は「初めて子どもを抱いたとき」と回答する者がもっとも多かったのに対し、非里帰り分娩では「子どもの世話をするようになってから」が多いことが知られている[3]。しかし、里帰り分娩を選択する時点において、夫自身が父子愛着や父性意識をどのようにとらえているのかについては明らかにされていない。これらが明らかにされることにより、里帰り分娩選択時に医療スタッフがそのデメリットを回避するための効果的な支援を行うことができる。そこで本研究では、里帰り分娩を選択した夫の父子愛着や父性意識のとらえ方を明らかにするために、事例研究を実施する。
目的	里帰り分娩を選択した際の、夫の父子愛着や父性意識に関するとらえ方を明らかにする。
方法	
❶対象	里帰り分娩を選択し、○○病院産科で分娩を行う初産婦とその夫5組
❷場所	○○病院産科相談室において、1か月健診時に実施する
❸期間	20XX年6〜9月
❹調査内容	本研究では「里帰り分娩」を「妊婦の実家付近の医療施設で出産し、出産前後に実家の育児支援を得ること」と定義する。里帰り分娩であることを自ら表明し本研究への協力に同意した妊婦に対し、1か月健診時の前後で夫にも来院してもらうよう依頼する。同意のうえ来院した夫に対し、助産師が別室で面接を行い、産まれた児に接した時の印象、愛着の有無や程度、父親としての自己に対する認識などに関する質問を含める。面接の音声はICレコーダーに録音する。
❺分析方法	録音された音声から夫（父親）の発言を文章化し、さらに言葉を細かく分けてカードに記入する。カードのなかから、父子愛着や父性意識に関する言葉を選び出し、それらの言葉を整理統合したうえで、全体の関連を図示する。
❻倫理的配慮	対象の夫婦に対して個別に、面接法によって知り得た秘密を厳守すること、録音したファイルや記録物は厳重に保管し、研究終了後ただちに抹消すること、研究への協力の有無が分娩や健診において何ら不利益を生じさせるものでないことを説明し、書面にて同意を得る。

引用・参考文献
1) 大村清 (1990). 里帰り分娩——社会的事項を中心に. 周産期医学, 20(1), 59.
2) 福島明宗, 杉山徹 (2007). 里帰り分娩のメリット・デメリット. チャイルドヘルス, 10(6), 18.
3) 瓢風須美子 (1987). 里帰り分娩が家族の発達課題の達成に及ぼす影響——都市における調査成績をとおして. 母性衛生, 28(1), 144-152.

目的

次の「目的」の部分は、「背景」で絞り込んだリサーチクエスチョンを、疑問文ではなく普通の文（平叙文）1つで述べています。

方法

計画書を読み進めると、「方法」の6項目が書かれています。この計画を立てた人はどうやら助産師として産科外来で勤務しているようです。そして研究を1人で実施しようとしているのですね。でも、勤務時間中に自分の研究をするのですから、**雇い主である病院に研究計画書を提出し、承認を受ける必要がある**ことは言うまでもありません。

さて、対象者数は夫婦5組となっていますが、事例研究においては代表性のある標本を抽出しているわけではないので、「結果を一般化するためには5組では少ない」といった批判は的外れです。「1か月健診の時期に妻の実家近くの産科に来院できる」という条件を満たす男性しか対象者に選ばれない（つまり選択バイアスがかかる）ので、たとえ対象者数がもっと多くても、一般化することにはかなり無理があります。

とはいえ、この計画では対象者の年齢や婚姻歴や父親が子どもと面会した回数などの制約を設けていません。さらに言えば、対象者である夫とその両親（児から見た祖父母）との関係も人それぞれでしょう。そのため、**対象者が少なすぎると、偶然選ばれた対象者個人の特徴が結果に影響を与えすぎてしまうおそれがあります**。

事例研究の難しさがだんだんわかってきたでしょうか。

「❹調査内容」の欄で「里帰り分娩」の定義を明記してあるのはよいことです。事例研究にかぎらず、自分の研究計画書のキーワードに相当する語句は、「私はこの言葉をこういう意味で使っています」と書いておくようにします。となると、もう一方のキーワードである「父子愛着」や「父性意識」の定義が書いてないことに気づきますね。こうした抽象的な語句ほど、人によって解釈が大きく異なる可能性が高いので、定義をしっかり書いておくことが大切です。

「❹調査内容」では、データの収集方法が述べられています。ここでは面接で話された言葉がデータに相当します。たとえ同じ対象者であっても、面接の技術次第で、取れる情報の質も量も大きく違うことは、あなたも経験的に知っていると思います。

したがって、この研究実施者が得たのと同様なデータがほかの研究者も得られるとはかぎりません。しかもここでは音声しか記録しませんから、顔の表情や口調まではわかりません。同じ言葉を発したとしても、言い方によって意味が違うことはよくありますね。その一方で、あらかじめ決められた質問だけしかしないならば、あなたが

あらかじめ想定できる範囲の情報しか得られないので、「どのようなものか？」という問いに答えたことにはなりません。このように**言葉をデータとして扱うのは決して容易ではない**のです。

　実際には、面接法[NOTE1]にもいくつか種類があって、こうした問題点を改善する工夫がされることはありますが、面接法には高度な技術が必要であることに変わりありません。同様な困難さが「❺分析方法」についても当てはまることは、もはや説明するまでもないでしょう。「どのようなものか？」という問いに対し、「このようなものです」と図示し、読者を納得させるのは並大抵ではありません。

　レベルⅠの問いというのは、そういう種類の問いなのです。レベルⅡやⅢの問いのように、すでに仮説があって、それを確かめるだけである問いと比べて、はるかに多くの経験や蓄積や洞察を要するのです。それだけに、**すぐれた事例研究は新しい仮説を生み出すパワーをもち得る**とも言えるでしょう。

　最後に、「❻倫理的配慮」については第5章で述べていますが、この研究計画書に関して簡単にふれておきます。夫婦だからといって、研究の同意も2人そろって取ってしまっていいものではありません。その点に配慮しているのはよいことです。データの保管や処分の方法も適切だと思います。ただ、里帰りしている妻のところへ出向くには、交通費が必要になりますね。それに、自分の時間を割いてまで研究に協力してもらうのですから、謝礼を支払うことも必要です。金額は、研究実施者が所属する組織や機関（ここでは〇〇病院）の取り決めにしたがうのが通例です。

> **NOTE**
> ▼1
> 面接法については第5章のコラム「面接法によるデータ収集と分析の方法」を参照してください。

第2節 観察研究のポイント
レベルⅡの問い

　本節では、量的研究デザインのうち、質問紙調査票を用いた観察研究の研究計画書例を見てみましょう（図表2）。

リサーチクエスチョンに合った研究デザインを選ぶ
　この研究では、「感情労働」という概念に焦点を当てて、それと一般的ストレス反応やコミュニケーションスキルとのあいだに関連があるかどうか、というリサーチクエスチョンがもとになっています。言い換えれば、これらのあいだに「関連がある」という仮説を立て、それを検証することが目的ですから、**レベルⅡの問い**ですね。でも、感情労働とかコミュニケーションスキルというものは、本当に測定できるのでしょうか？

背景
　この研究計画書を読むと、「背景」の部分で感情労働についてかなり詳しく述べています。感情労働という抽象的な概念について、「1980年にHochschildという人が定義したもの」というふうに意味を固定することにより、いろいろな解釈が入り混じるのを防ぎ、読み手とのあいだで概念を共有する道が開かれます。さらに尺度（ものさし）を「2005年の文献で片山らが開発した日本語版」と明示してありますから、同じ尺度を用いた先行研究と今回の研究結果とを比較検討することが可能となります。

方法
　同様に、一般ストレス反応とコミュニケーションスキルもそれぞれ、「❹調査内容」の欄で指定しています。このように、一見すると測れるのか測れないのかわからないような**抽象的な概念についての量的研究を行いたい場合は、既存の心理・社会的尺度を活用することが賢明**です。尺度については、第5章第2節で説明していますので参照してください。
　「❹調査内容」の欄をよく見ると、研究実施者がもっとも知りたい感情労働がいちばん上に書いてあります。計画書はこれで構いませんが、実際に質問紙を作る際は、簡単に答えられる項目（ここでは基本的属性）を先にもってくるようにしましょう。

図表2 観察研究の研究計画書例

研究題目	「急性期病棟の看護師における感情労働とコミュニケーションスキルとの関連」
背景	近年、看護師が疲弊した結果、バーンアウト（燃え尽き）を発症することが問題となっている。看護の歴史には、看護師が自己犠牲を美徳ととらえていた時代があり、"白衣の天使"のイメージがいまだに根強くある。そのため看護師が自らの感情を抑えたり、無意識的に感情を変換したりすることにより、感情の疲労が生じていると考えられる。1980年、Hochschildは「感情労働（emotional labor）」という概念を提唱した[1]。個人が、自らの抱いた感情がその場において当然抱くとされるものとは異なるときに、それをみずから管理しようとする。彼女はこれを「感情管理（emotion management）」と呼び、このような感情管理を職務のなかで課せられることを感情労働と名づけた。片山ら[2]は看護師の感情労働測定尺度の日本語版を開発し、その妥当性と信頼性を検討した。看護師の感情労働尺度は「探求的理解」「表層適応」「表出抑制」「ケアの表現」「深層適応」の5つから構成されている。これまでに、感情労働尺度はバーンアウト尺度と正の相関が見られる一方、急性期病棟における感動労働尺度とストレッサー尺度との間には相関がなく、また感情労働の程度は年齢による影響を受けないことが報告されている[3]。しかし感情労働尺度とコミュニケーションスキルとの関連については明らかにされていない。臨床現場における看護師の感情労働とストレスやコミュニケーションスキルとの関連を明らかにすることにより、組織的なメンタルヘルス対策のための知見を得ることを目的とし、本研究を実施する。
目的	急性期病棟の看護師における感情労働とストレスやコミュニケーションスキルとの関連を明らかにする。
方法	
❶対象	△△大学附属病院入院病棟に勤務する看護師　281名（ほとんどの患者の意識レベルが低いICU、CCUを除く）
❷場所	△△大学附属病院　各入院病棟
❸期間	20XX年9月第1～3週
❹調査内容	入院病棟の各科・各部署のナースステーションに質問紙調査票と返信用封筒を配布し、2週間留め置いた後、科・部署ごとに回収する。調査項目は下記のとおりとする。 （1）看護師の感情労働尺度 （2）日本版General Health Questionnaire（「身体的症状」「不安と不眠」「社会的活動障害」「うつ傾向」） （3）コミュニケーションスキル測定用Affective Communication Test （4）基本的属性 　　年齢、性別、看護師経験年数、職場領域（急性期／慢性期／終末期／療養期）
❺分析方法	● 基本的属性の違いによって尺度得点に差が見られるかどうかを比較する ● 感情労働尺度の得点と、General Health QuestionnaireおよびAffective Communication Testとの間の相関を分析する
❻倫理的配慮	各科・各部署の師長に文書で説明し、同意を得る。個々の調査票に研究者の連絡先を記載し、研究目的、研究への協力が任意であること、回答はプライバシーを守り、研究目的以外に使用しないこと、データは研究者の責任で厳重に保管することを明記する。△△大学倫理委員会の承認を受ける。

引用・参考文献

1) Hochschild, A.R. 著 (1983) ／石川准，室伏亜希訳 (2000)．管理される心——感情が商品になるとき．世界思想社．
2) 片山由加里ほか (2005)．看護師の感情労働測定尺度の開発．日本看護科学会誌，25(2)，20-27．
3) 三苫里美ほか (2008)．急性期病院における看護師のストレッサーおよび感情労働の実態．日本看護学会論文集：看護総合，39，72-74．

ヘビーな質問をいきなり冒頭にもってくると、ただでさえ忙しい看護師たちが調査票を放り投げてしまうかもしれません。

　それから、「研究目的」には「急性期病棟の看護師」と書いてあるのに、調査は急性期以外の病棟でも実施することになっているようです。これはどういうことでしょう？　実はここには、この研究計画を立てた人の隠れた仮説がひそんでいます。つまり、「急性期病棟の看護師はそれ以外の病棟の看護師と比べて、感情労働尺度の得点が高い」もしくは「感情労働とコミュニケーションスキルとの関連は、急性期病棟のほうが他の病棟よりも大きい」といった、病棟の種類による違いがあるかどうかを見ようとしているのです。

　でも、そういう仮説をもっているならば、隠さずに研究目的に含めるべきです。なぜなら、急性期病棟の看護師における感情労働について明らかにするためには、急性期以外の病棟についても同じ調査をして、**結果を比較しなければ意味がない**からです。急性期以外の病棟で調査をしていなければ、自分が得た結果が急性期病棟だけに当てはまることなのか、病棟の種類には関係がないのかが明らかになりません。この研究において急性期以外の病棟は、「**比較対照**」として必要なのです。

　そして、「❻倫理的配慮」についても触れておきたいと思います。ここには大きな問題点があります。それは研究への同意を得るのが「各科・各部署の師長」になっていることです。たとえ個々の調査票に「研究への協力は自由」と書いてあっても、看護師長が同意していたらそのことがスタッフへの無言の圧力にならないでしょうか？もっと重大なのは、看護師長が同意しなかったら、その科や部署の看護師は研究に協力できないことです。もしも、「看護師長が研究に非協力的であること」と「部下の看護師たちの感情労働やストレスやコミュニケーションスキル」とが関連していたなら、この研究結果には大きな見落としが生じることになります。これも選択バイアスの一種と言えます。

　レベルⅡやⅢの問いでは、標本から得られた結果を母集団に一般化できるかどうか（言い換えれば外的妥当性があるかどうか）が、研究の質を決める大きな要因の1つですから、**バイアスが入り込む可能性はできるかぎり排除する**努力や工夫が大切です。

　なお、この研究は大学病院の看護師を対象としていますから、大学病院以外に勤務する看護師にも一般化できるかどうかも検討する必要があるでしょう。

第3節 実験研究のポイント
レベルⅢの問い

本節では、量的研究デザインのうち、介入を行う実験研究の研究研画書例を見てみましょう（**図表3**）。

背景・目的

この研究で試みているのは<u>ケアバンドル</u>、すなわちケアの質を高めるために有効であることが明らかな対策を束ねた手法を実施することが、MRSA（メチシリン耐性黄色ブドウ球菌）の感染を減少させるかどうかを検証することです。リサーチクエスチョンの形としては、**レベルⅢの問い**になっています。

この研究計画書は、医療に関連した感染症を予防する対策としてケアバンドルの日本語版が試用され始めた時期に書かれたものです。自然科学の分野では当たり前のことですが、研究というのは早いもの勝ちという側面があります。まだ誰も研究を発表していなくて、なおかつ多くの人が知りたいと思っているリサーチクエスチョンを見つけて結果を出すことは、研究の価値を高める大きな要素です。

言い換えれば、研究にも季節の食材のような旬があるのです。いま、あなたがこの研究計画書の「背景」を読んで、そんなに研究する価値があるようには思えないとしたら、それはこの研究が旬を過ぎているということなのかもしれません。でも、過去の研究計画が常識になるくらいに世の中に浸透したのであれば、むしろ「目のつけどころがよかった」と褒めるべきでしょう。

方法

看護・医療の分野で「実験研究」と言えば、<u>介入研究</u>のことを指します。人を実験台にするような研究などが許されてはならないことは、今では常識です。けれども、第5章で述べたように、そのことが常識になったのはそれほど遠い昔ではないのです。そして**介入研究は、他の研究デザインよりもずっと厳しい倫理性が求められます**。なぜなら、介入というのは、対象者本人が自分自身の意思で選び取ったものではなく、研究実施者側の意思で行うものだからです。

身体侵襲性のある介入を行う場合に対象者の不利益に配慮するだけでなく、この研究計画のように、対象者にとって利益になる介入を行わない、という不利益にも配慮

> **NOTE**
>
> ▼2
> ケアバンドルとは、有効性が認められた複数のケアを、単独ではなく束ねて（Bundle）行うことで、最大限の効果を得ようというもの。よく知られているものには人工呼吸器関連肺炎予防に向けて米国医療の質改善研究所（IHI）が提唱するVAP（ventilator-associated pneumonia）予防バンドルなどがあります。
>
> ▼3
> 介入研究（intervention study）とは患者など研究対象者を介入群と、非介入群に分けて人為的介入を加えて、因果関係を解明したり、治療効果を証明する方法。医薬品の治験などが当てはまります。

図表3 実験研究の研究計画書例

研究題目	「病院内MRSA感染予防対策としてのケアバンドルの有効性の検証」
背景	MRSA（メチシリン耐性黄色ブドウ球菌）の感染については，1970年代に世界的な規模で拡大して以来，現在に至るまで医療施設内における感染の多くを占めている[1]。MRSAの病原性は通常の黄色ブドウ球菌と同程度であるが，多くの抗菌薬に耐性を示すため，術後患者や免疫抑制状態の患者のいる医療現場にとっては深刻な状況が続いている[2]。平成15年度厚生労働科学特別研究事業では，手洗い・手指消毒や器材の洗浄・消毒・滅菌など，さまざまな対策が提言されている[3]。しかし緊急時において個々の対策をすべて実施することには困難を伴い，順守率の向上が必ずしも容易でない。米国では，医療サービスの質を高めるためIHI（米国医療の質改善研究所）を中心に開発されたケアバンドルが用いられている[4]。ケアバンドルの特徴として，すでに実施したことをチェックするのではなく，これからやるべきことを規定したものである点が挙げられる。本研究では，ケアバンドルが従来の単一の感染対策と比較して有効であるかどうかを検証する目的で，介入研究を実施する。
目的	ケアバンドルによる感染対策が従来の単一の感染対策と比較して有効であるかどうかを検証する。
方法	
❶対象	地方独立行政法人□□県立病院機構が設置する県内2病院の急性期病棟の看護師と入院患者（すでにMRSAに感染している患者を除く）
❷場所	地方独立行政法人□□県立病院機構が設置するA病院およびB病院の急性期病棟
❸期間	20XX年5～10月
❹調査内容	調査期間を前半と後半に分け，前半はA病院を介入群，B病院を対照群とする。介入群では，4種類のケアバンドル日本語版[5]を配布し，CVカテ挿入時，UTカテ挿入時，吸引処置時，および下痢嘔吐処理時にケアバンドルを実施する。対照群では従来の手指衛生対策のみを実施する。期間後半はB病院を介入群，A病院を対照群とする。調査期間中の入院患者数，皮膚・口腔・鼻腔からMRSAが検出された患者の数および年齢・性別・感染菌名・入院日・検査日・診療科をデータとして収集する。MRSAの同定は，NCCLS（米国臨床検査標準化委員会）の標準法にしたがう。看護師に対しては，××社製コンプライアンスモニターを用いて手指衛生順守率を測定する。
❺分析方法	介入群と対照群とでMRSA感染症発症率に差があるかどうかを統計的に検定する。
❻倫理的配慮	研究対象となる2病院の急性期病棟の看護師に対し，研究目的を十分理解するとともに，研究の実施が対象者に危害を及ぼすことのないよう配慮を徹底するため，事前に研修会を行う。このほか，厚生労働省「臨床研究に関する倫理指針」の規定にしたがうものとする。

引用・参考文献

1) 国立感染症研究所・感染症情報センター．感染症の話．感染症発生動向調査週報，2000年第34週．
2) 国立感染症研究所・感染症情報センター．院内感染対策サーベイランス（JANIS）http://www.nih.go.jp/niid/ja/from-idsc.html (last accessed 2012/09/20)
3) 大久保憲（分担研究者），医療施設における院内感染（病院感染）の防止について国，自治体を含めた院内感染対策全体の制度設計に関する緊急特別研究．平成15年度厚生労働科学研究費補助金 分担研究報告書．
4) American Institute of Healthcare Improvement (2008). An Introduction to the 5 Million Lives Campaign May 2008.
5) 佐々木昌茂ほか (2009)．「効果的介入」に関する研究──新しい視点 日本語版 Care bundle の試み．Journal of Healthcare-associated Infection, 2, 29-33.

が必要です。

　この研究計画では、ケアバンドルを行わないほうの群に入っているときに、防げたかもしれない感染症を発症してしまうかもしれません。もちろん、介入する群としない群とを比較しなければ、介入研究をする意味がありませんね。また、対象者が自分は今、介入群にいるのか対照群にいるのかがわかってしまうと介入の効果を判定できないことがあります。こうしたことは介入研究につきまとう悩ましい問題です。

　さて、話が「❻倫理的配慮」に一気に飛んだので、「❶対象」に戻って読み直してください。この研究では患者さん 1 人ひとりを介入群と対照群とに分けることは難しいですね。吸引や下痢嘔吐のたびに「この人は介入群だっけ？　対照群だっけ？」といちいち調べていては、処置が間に合わないおそれがありますし、医療スタッフに無用の混乱を引き起こしかねません。

　ですから病院単位で介入群と対照群を設定するのは仕方ないでしょう。

　期間の前半と後半で群を入れ替えているのは、2 つの病院における感染症発症要因に何らかの違いがあって、ケアバンドルによる介入以外の理由で発症率に差が出てしまうのを避けたいからです。時期を 5 月から 10 月に設定しているのは、インフルエンザなどの流行しやすい冬場を避けたいからです。

　このように本研究では、いろいろと工夫しつつ、介入の効果を見ようとしていることがうかがえます。ただそれでも、介入の効果を正確に判定することはそう簡単ではありません。たとえば通常、4 月には新規採用の看護師が一斉に働き始めます。期間の前半に当たったほうの病院で、就職して早々の看護師が研修を受講しても、十分に理解できるでしょうか？　その一方で、ケアバンドルを開始して 3 か月がたち、慣れてきたころ急に対照群に切り換えることがはたしてうまくいくでしょうか？

　さらに、この研究では看護師のみを対象にしていますが、看護師以外の医療スタッフなどによる菌の伝播が 2 つの病院で同程度かどうかも、データを取らなければ不明のままです。介入の有無以外の条件が介入群と対照群とですべて同一であることが介入研究の理想ですが、人間相手の研究でそれを実現するためには多くのハードルを越えなければなりません。

　レベルⅢの問いに答えること、すなわち**因果関係を証明するのはそれほど困難なこと**だということがわかってもらえたでしょうか。

column

よくある相談と回答

　基本的な研究の進め方を学んだところで、研究の初学者によくある相談内容と、それらの質問に対する筆者の回答を書いておきます。どの回答を読んでも、便利な近道やお手軽な解決法などないことがわかるはずです。

Q1 研究したいテーマが思いつきません。どうしたらいいですか？

A1 本書で何度も力説しているように、研究は多くの困難を伴う営みであり、それをやり遂げるには、「どうしてもこれが知りたい！」という熱意が要求されます。しかも「研究」と名が付く以上、その「知りたい」ことは、まだ誰も答えを知らない問いでなければなりません。あなたはこれまで、すでに正解が用意されている問いに対し、いかに早くその正解にたどり着くかという「問題解決能力」ばかり鍛えてきたのかもしれませんね。

　でも研究に必要なのは、まだ誰も答えを知らないけれども、多くの人がその答えを待っているような問いを見つける能力、つまり「問題発見能力」だと言えます。問題発見能力は短期間で身につくものではありません。常日ごろから、自分で問いを立てて考える練習を続ける以外にないでしょう。そうやって練習を続けるうちに、「どうしても知りたい！」と思える問いに出合えると期待します。

Q2 先行研究の文献は何件くらい読んだらいいですか？
　　　過去何年分読めばいいですか？

A2 文献検討に「ここまでやっておけばOK」という簡便な目印はありません。何十年も前の文献であっても、その研究分野の背景を述べるために欠かせない文献が多数存在します。

　文献検討は研究計画書を書いたら終わりではなく、学会発表したり研究論文を投稿したりするまで継続すべき作業です。あなたが文献データベースを検索して、「ヒットする文献が多すぎて読めない」と感じるのであれば、それはリサーチクエスチョンの絞り込みが足りないのです。

　なお文献には、原著論文を取り寄せて熟読すべきものから、抄録だけをザッと読んで内容を確認するだけでよいものまであります。それぞれの文献に対する自分の時間やエネルギーの配分がうまくできるよう、文献の重要度を素早く見抜く練習をしましょう。

Q3 質問紙（アンケート）調査の対象者数は何人ぐらい必要ですか？

A3 量的研究における対象者の適切な数は、あなたが明らかにしたいと思っているものごとの効果の大きさによって決まります。ここでいう「効果」とは、観察研究であれば関連の強さ、介入研究であれば介入群と対照群との差に与える影響の強さのことだと理解しておけばよいでしょう。でも、その効果の大きさがわからないからこそ研究するのですよね。こういう場合、先行文献から類推するほか、小規模な人数を対象に予備調査（プレテスト）を実施して、おおよその効果の大きさを見積もっておくという方法がよく用いられます。効果の大きさが大きいほど、必要となる対象者の数は少なくて済みます。そして早い段階で統計の専門家に相談することも大切です。

Q4 質問紙（アンケート）を100人に配布したのですが、回答を返送してくれたのは15人だけでした。観察研究をやめて事例研究に切り換えてもいいですか？

A4 いけません。研究デザインはあなたのリサーチクエスチョンによって決まるものです。データが集まらないから研究デザインを変えるということは、自分のリサーチクエスチョンを台無しにする行為です。Q3への回答にある予備調査は、いったん作成した質問紙を見直すためにも利用できます。回収率が低いのは、質問項目数が多すぎたり、質問の意味がわかりにくくて答えられなかったり、そもそも何のための研究なのかが伝わっていないといった理由が考えられます。予備調査で回収率が低いのであれば、回答する人の気持ちになって自分の質問紙を見直したり、経験豊富な共同研究者のアドバイスを受けるなどの努力をしましょう。

Q5 グループで研究したいのですが、どのように役割分担すればいいですか？

A5 この質問でいう「グループ」とは、学生どうしとか職場の同期どうしといった対等な関係の人たちで構成されるものを指しているのだと思います。その場合、チーム医療と同様に、それぞれの専門性（つまり得意なこと）を活かして分担するとうまくいくでしょう。たとえば英語が得意な人は英語の文献を日本語で要約したり、数学が得意な人は統計分析の結果を整理したり、という具合にです。

でも、繰り返しになりますが、研究でもっとも大切なのはリサーチクエスチョンを絞り込む作業です。この作業は必ず、お互いが十分に理解し納得するまで、議論を重ねてください。本来、この作業は研究実施者が1人で行うものですが、初学者にとってはグループ内で議論することがよい練習になります。

そして、リサーチクエスチョンが決まったら研究デザインも自動的に決まりますから、そのまま議論を続けて研究のプロセス全体の構成も話し合いましょう。あの砂時

計モデルを頭に思い浮かべながら、「このリサーチクエスチョンにはどんな背景があるだろうか」「このリサーチクエスチョンに答えることは、世の中にとってどんな意義があるだろうか」というようにあれこれと考えをめぐらせるのは、きっとあなたの知的好奇心を刺激する楽しい作業になるだろう、と筆者は思います。

Q6 なぜ引用・参考文献リストを書く必要があるのですか。

A6 第2章で、研究を芸術作品にたとえたことを思い出してください。研究論文というのは知的な創造物ですから、芸術作品などと同様、論文の著者が「著作権」を有します。あなたが先行研究を自分の論文に引用しようとする場合、著者の許可を得ることまでは求められませんが、そのかわり出典（どこから引用したか）を明記することがルールとなっています。

芸術作品を無断で使ったら（つまり盗作したら）、作者の利益を損ねることになります。だから著作権を保護すべきだ、という理屈はわかりやすいですね。でも研究者は研究論文を売って儲けているわけではありません。なのに、なぜいちいち出典を書かなければならないのでしょうか。

それはひとことで言えば「知に対する敬意を表すため」です。何度も言うように、研究にはオリジナリティー（新奇性）がなくてはなりません。誰よりも早く、新しい発見や独創的なアイディアを世に問うことが求められます。あなたが研究を行うということは、あなたに研究における価値観を尊重する義務が生じるということを意味するのです。どの先行研究も、過去に誰かが苦心して立案し実施しまとめあげた努力の結晶です。それをあなたが活用するのであれば、その著者と原典を明記することは、あなたが先人の知的営為に対して敬意を表するための唯一の手段と言えます。逆に言えば、他人の論文に引用されることは、研究者にとって名誉なことなのです。

さらにもう1つ、引用文献の出典を書かなければいけない理由があります。それは「あなたの研究の価値を読者に示すため」です。第5章で学んだ研究計画書の「背景」欄、あるいは第7〜8章で学ぶ研究発表や論文を執筆する際、先行研究の文献検討を入念に行う必要があります。なぜなら、それらを読むことによって、読者はあなたの研究計画や論文がどの程度価値のあるものであるかを判断しようとするからです。その際、きちんと引用文献を明示し、読者があなたと同じ文献にあたることができるようにすることで、読者はその研究分野におけるあなたの研究の位置づけや意義を正しく評価することが可能となるのです。言い換えれば、引用文献リストは読者にとっての道しるべとなるものです。どれが「すでに明らかになっていたこと」であり、どれが「あなたが新たに明らかにしたこと」であるのかをはっきり区別して書くことで、読者は迷子になることなくあなたの研究成果を理解することができると言えます。

（加藤憲司）

第7章

研究成果を発表する

前・宮崎大学医学部看護学科 教授
東サトエ

国際医療福祉大学福岡看護学部看護学科 教授
白石裕子

第7章では、前章までのプロセスで得られた研究成果の発表「プレゼンテーション」に焦点を当てて解説していきます。
研究成果を発表する意義、発表に向けた準備のプロセス、そして実際の発表の場で聴衆を引きつける効果的なプレゼンテーションを行うコツを解説していきます。

第1節　研究成果を発表する意義
第2節　学会に参加しよう
第3節　研究成果の発表準備
第4節　効果的なプレゼンテーション
column 国際学会への参加、発表にチャレンジ!

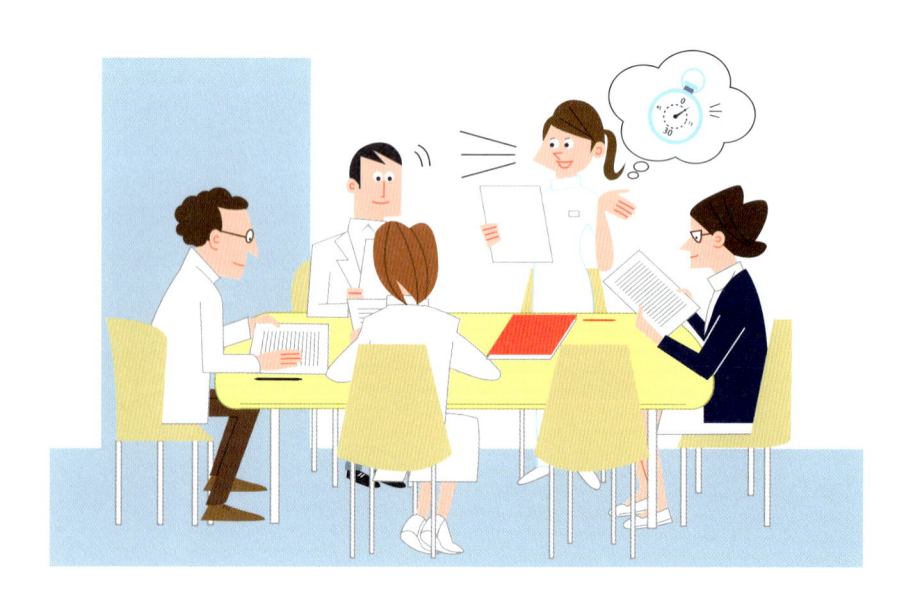

第1節 研究成果を発表する意義

看護とプレゼンテーション

　プレゼンテーション(presentation)とは、人前で発表したり、講演したりすることを意味します。プレゼンテーションの計画・実施にあたっては、**自分が相手（聴衆）に伝えたいと思う内容を、限られた時間内でいかに正確に伝えるか**を考慮することが、もっとも重要なポイントです。

　看護においても、学生時代はもちろん、卒業後もプレゼンテーション・スキルが求められる場面が増えています。たとえば、図表1のような場面が想定されます。プレゼンテーション・スキルを磨くことによって、看護学生では、自分の学習成果を他者に適切に伝え、友人たちや指導教員と共有することにつなげることができます。また、臨床現場では、多職種が参加するカンファレンスにおいて、他職種に看護として大切にしたい考え方を適切に伝え、よりよい医療をめざしていくことや、患者・家族教育にもつなげることができます。このようにプレゼンテーション・スキルを身につけることで、研究成果の共有のみならず、**看護師としてのスキルを磨くことにもつながり、結果的によいケアの実践にもつなげることができる**のです。

図表1 看護において想定されるプレゼンテーション場面

看護学生の場合
- 演習やゼミナールでの発表
- 臨地実習でのカンファレンスや事例検討
- 卒業研究の発表

看護職の場合
- 医療チームに、患者さんの問題点を明確に伝える
- 患者・家族への退院指導
- 多職種でのカンファレンスや症例検討
- 患者さんが「生活者」として、健康障害と上手に付き合っていくための重要なポイントを教育・指導する
- 学会や勉強会、講演会などで、自らの経験や研究を発表する

研究成果を発表する意義

　自身が本当に探求したいテーマが見つかり、その研究成果をプレゼンテーションすることは本来、わくわくすることのはずですが、看護学生や卒業してまもない看護職の皆さんは、重荷に感じてしまうかもしれません。大勢の聴衆を前にプレゼンテーションすることを想像すると、緊張してしまいますね。学会発表においては聴衆から質問攻めにあったり、反論をされることも少なくありません。

　しかし、研究成果の発表は、専門職をめざす看護学生やすでに看護職に就いている皆さんにとって、**新たな発見と可能性を広げてくれる大切な学習プロセス**なのです。

　それは、どうしてでしょうか。

　日々の看護実践を通じて疑問に感じていることについて、より質の高い看護を提供するために課題、研究テーマとして絞り込み、系統的に探求していくならば、何かが明らかになるはずです。そうして得られた成果は、同じ疑問を感じている看護職で共有することに意義があります。多くの努力をして得られた研究成果を、自分ひとりだけのものにするのはもったいないことです。その成果を発表することこそが、看護職の「知」の共有財産を増やし、人々の健康増進の進歩・向上への寄与を続けることにつながっていきます。

　また、初学者のあなたにとっては、プレゼンテーションを聞いた同僚・先輩、聴衆などからの評価や意見は、自身の学習や研究を客観的に見直すための財産と言えます。そしてそこでもらった財産は、最終的に研究論文やレポートとして仕上げる際の糧ともなるのです。

　そして、あなたがある程度の研究経験を積んだときには、自身の研究成果を積極的に学会発表することによって、内容は洗練され、再現可能な批判に耐え得る原著論文

にまで高めることができ、結果として、看護学の発展やエビデンスに基づく看護実践、管理・教育に寄与することができるのです。

第1章でもふれたように、研究の成果は社会に還元してこそ意味があるのです。そのためには、多くの聴衆に向けて発表を行い、そこでの聴衆からの**客観的な意見も参考にしながら、研究の最終成果物としての論文をまとめあげていく、という一連のプロセスが重要**なのです。

卒業研究を発表する意義 NOTE1

看護学生の卒業研究の成果は論文としてまとめられ、それを製本したり、別冊として抄録集を刊行して公開されることにより、後に続く後輩たちのよきガイドラインとなります。また、学内で卒業研究発表の機会を設け、論文としてまとめた成果を発表することを通じ、プレゼンテーションの方法だけではなく、発表会のプログラム作成や会の運営方法を学ぶことができます。また、学生間の討議を通して新たな知見を共有し、視野を広げ、卒業後にめざしたい看護や、研究課題を見出すために貴重な機会ともなります。卒業研究は初めて本格的に研究に取り組む機会ですから、工夫した点、困った点、体験したことなども含めて発表してもよいと思います。

筆者の所属大学では、論文の提出をおよそ12月下旬とし、発表会を国家試験終了後の3月初旬に下級生も参加して行います。発表を約10分、質疑応答を5分で行い、指導者の講評をもって終了します。学生の希望により、地方会や全国学会への発表の場を踏むことも支援しています。

院内研究を発表する意義 NOTE2

院内研究は、施設内の看護の質向上を主な目的とするものであり、研究成果を院内のスタッフに可能なかぎり還元するために、事前の広報、プログラム構成、発表形式の選択、会場設営、司会・進行、活発な討議への工夫、研究内容と発表に対する評価（講評）が大切になります。また、できるだけ多くの職員が参加できるよう、勤務時間内に実施できるよう調整ができるとよいでしょう。事前に抄録や集録を配布しておくと、発表内容を理解したうえで参加できるので、質疑応答も活発になります。

ひと昔前は院内発表というと口頭発表が主流でした。しかし、院内研究では、業務の改善や看護用具の工夫・開発などといった実践的な研究が多いのが特徴ですから、ポスターや映像、実演、体験型の発表なども適しているのです。いずれにしても、参加者にわかりやすく伝える工夫が求められます。

また、院内研究の成果も、ぜひ学会での発表や論文化に挑戦していただきたいと思います。

NOTE
▼1, 2
第1章のコラム「卒業研究と院内研究の意義」で、卒業研究および院内研究に取り組むための心がまえを解説しています。併せてご一読ください。

第2節 学会に参加しよう

　読者の皆さんには、ぜひ国内や海外の学会に積極的に参加し、研究成果を発表していただきたいと思います。学会で発表を行うためには発表したい演題の登録を行い（演題登録）、学会から発表を許可（採択）されることが必要です。本節では、この基本的なプロセスについて解説します。

学会で研究発表を行うまでの流れ

　図表2に学会発表を行う際の基本的な流れを示しました。一緒に進め方を確認していきましょう。

　まずは①発表可能な研究成果があることが前提になります。次に②その成果はどの研究領域や分野に該当するかを判断して、③適切な学会を選択・決定します。

　そして、④学会での発表や論文投稿には学会会員の資格が必要なので手続きを行い、

図表2　学会発表するまでの流れ

1. 発表可能な研究成果がある
2. どの研究領域や分野に該当するかを吟味する
3. 研究成果の発表の場として適している学会を決定する
4. 学会の会員手続きを行う
5. 研究発表の種類を選択する
6. 抄録を作成する
7. 学会発表の申し込みをする
   　演題の採否結果を待つ
8. 演題が採択されたら、スライドやポスターの作成を行う

会員番号を取得します。⑤発表の種類（口演かポスターセッションか）と希望する演題分類を決め、並行して⑥抄録を作成しておきます。

　その後、いよいよ⑦学会発表の申し込みを行いますが、申し込みに必要な事項は余裕をもって準備しておきましょう。演題登録が完了したら査読結果の採択状況に応じて対処します。⑧採択されたら、実際の発表に向けてスライドやポスターの作成にとりかかります。

　発表される研究成果は、研究の目的にかなっていることに加え、科学的な研究プロセスを踏まえていることはもちろんですが、**研究への倫理的配慮**を忘れてはなりません。学会発表でも論文公表でも倫理的配慮は必ず問われます。

　いざ、発表という段階になって、倫理的配慮が不十分（あるいは、申請した倫理的配慮との齟齬）のために、リジェクトされることのないように注意したいものです。

　以下に、図表2の各プロセスにおいて理解していただきたい内容を解説します。

成果発表に適した研究領域と分野を判断し、学会を選択決定する

　研究成果が発表に耐え得るレベルに達した時点で、もっとも適した学会を選択して発表の申し込みを行います。研究に取り組む前にあらかじめ、自身が興味関心をもつ研究課題はどのような研究領域や分野に該当するのかをよく調べて、その学会で過去に発表された演題も調べるなど、丹念に下調べをしたうえで方向を定めて取り組むことが大切です。

　看護学は学際的な学問であるため、発表する学会は看護学のみでなく、保健学、医学、公衆衛生学、心理学、教育学など多岐の学問領域にわたります。また、**最近の看護関係の学会は、看護学の発展に伴い専門分化している**のが特徴です。研究成果はどの学会での発表が適切かを学会の会則、発表時期・開催地などを参考に吟味しましょう。学会（研究会）発表や論文投稿をする場合、その学会（研究会）の会員であることが前提です。学会誌や学会ホームページで申込方法を確認しましょう。

　国内学会では日本看護科学学会や日本看護研究学会などの学術集会の演題分類を参考にしながら、まずは学会に参加して関心領域の研究動向を体感してみることをお勧めします。

> **NOTE ▼3**
> 倫理的配慮について、詳しくは第5章第5節「倫理的配慮」を参照してください。

学会に演題の申し込みをする

　演題申し込みには、共同研究者を含めて会員番号が必要となります。つまり学会に入会することが必須となります。入会にあたり、評議員の推薦が必要な場合は時間を要するので余裕をもって手続きをしましょう。演題申込方法は申込用紙で郵送する方法もありますが、今日ではインターネットによる学会ホームページ上でのオンライン登録が主流となっています。演題の申込期間も学会ホームページに記載されていますので、早めに確認しておきましょう。

　学会に応募した演題は査読がなされ、採否結果とコメントがメールで通知されます。修正の指示があれば、期日までに修正・更新を行います。

研究発表の種類を選択する

　研究発表の**発表形式の種類としては、大きく分けて口演とポスターセッション**があります。どちらを選ぶかはそれぞれの特徴を考えて決めますが、学会によっては、ポスターセッションを希望しても口演に変更されることもあります。一般的に図や表、写真などが多い研究発表では、ポスターセッションの方が、より参加者の興味を促進すると思います。口演とポスターセッションについては、本章第3節で詳しく解説します。

抄録を作成する

　「**抄録**」とは研究全体の要点を要約したもので、アブストラクトとも呼ばれます。学会への演題申し込みの際には、抄録の作成が必ず求められ、これを査読者が読んで採否を決定します。研究の内容がどんなにすばらしくても、抄録で内容が伝わらないと、発表の機会が与えられないことにもなりかねませんので、研究内容が明確に伝わり、査読者にアピールできる抄録を作成することが重要です。抄録を作成する際のチェックポイントを以下に挙げてみます。

抄録の構成はわかりやすく簡潔に！
　抄録は【目的】【方法】【結果】【考察】の順に書いていきます。どの項目も明確にわかりやすい文章でまとめましょう。なかでも、【目的】には力を注ぎましょう。それは、この研究に取り組むことになった**目的、つまり動機が明確であると、他者に研**

究の意図が伝わりやすいのです。逆にここが曖昧だと、査読者は「なぜこの研究を行ったのだろう？」という疑問が最後まで拭えないことも多いものです。

参加者にアピールできる演題タイトルをつける

　私たちが学会に参加して、プログラムのなかからどの研究発表を見に行くかを考えるときには、まず「演題タイトル」を見ていきます。多くの聴衆が集まる研究発表には魅力的な演題タイトルがついていることが多いようです。自身の発表内容をより魅力的に伝える演題タイトルをつけることが、研究を広める重要な要素にもなるのです。

　漠然としていたり、大ざっぱなタイトルを、具体的な内容がわかる表現を追加することなどによって、より聴衆の興味を引くタイトルにすることができます。以下はその一例です。

漠然とした演題タイトル	具体的な内容がわかる演題タイトル
「精神科における禁煙への取り組み」 ▶	「精神科における禁煙プログラムを用いた効果の検討」
「生活習慣病に対する訪問看護師の支援」 ▶	「M県における生活習慣病予防を視野に入れた訪問看護師の支援の実際と課題」

既定の文字数にまとめる

　抄録の規定文字数は、学会によって異なりますが、一般的には600〜800字とされることが多いようです。最近では、インターネット上で抄録を送ることが多いのですが、1字でもオーバーすると受け付けられないようなシステムになっていますので、限られた文字数で研究の内容を十分に伝えることができるよう何度も推敲していきます。いかにコンパクト、かつ、わかりやすく要約できるかが鍵になります。

第3節 研究成果の発表準備

　本節では、発表の全体構成の決め方や具体的な準備の進め方について解説を行っていきます。主に学会での発表を想定して解説を進めていきますが、**研究を発表する場は異なっても、全体構成の決め方、それに応じた準備の進め方は共通**しています。自身が行う発表の場に応じて、応用方法を考えながら読み進めていってください。

図表3　研究成果の発表準備のステップ

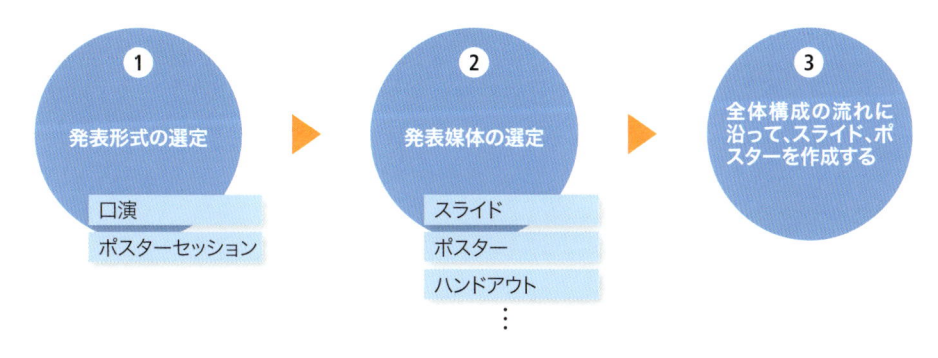

1. 発表形式の選定
   - 口演
   - ポスターセッション
2. 発表媒体の選定
   - スライド
   - ポスター
   - ハンドアウト
   - ⋮
3. 全体構成の流れに沿って、スライド、ポスターを作成する

発表形式を選定する

　学会での発表形態としては、「口演」「ポスターセッション」が一般的です。発表に使う媒体がスライド、ポスターと異なりますが、それらを用いながら口頭で聴衆に対して研究の内容を解説する点は共通しています。

口演

　口演とは、PowerPointやKeynoteといったプレゼンテーション作成専用のソフトを使い、プレゼンテーション資料であるスライドを作成し、これを使いながら、口頭でプレゼンテーションを行う形式です。

　学会では一般的に、座長が司会進行を行い、発表者が7～10分の制限時間内で発表した後に、会場からの質疑を受け付け、演者が回答をしていくという流れで行われます。学会の口演では、多くの参加者に研究成果を聞いてもらうことが可能です。限

られた時間で要点を的確に聴衆に伝えるプレゼンテーションが求められます。

ポスターセッション

　ポスターセッションとは、示説とも言い、限られたスペースのボードに研究成果をまとめたポスターを掲示して発表する形式です。示説の場合でも、ポスターはPowerPoint や Keynote を用いて作成されることが多くなっています。作成したポスターは、学会期間中の決められた1日、朝から夕方まで掲出される形式が一般的です。

　また、ポスターセッションでも口頭によるプレゼンテーションの時間が設定されます。司会役の座長が配置されて制限時間内にポスターの前で口頭で発表をする場合と、指定された時間（30分～1時間程度）ポスターの前にいて参加者と自由に討論する形式があります。

　ポスターセッションは、発表者と聞き手の距離が近く、顔を突き合わせて質疑応答できるのが、大きなメリットです。また、ポスターのみでなく、発表内容に関連する写真、病院で作成したマニュアルなどの物品、小道具なども提示することも可能です。

発表媒体を選定する

　発表形式に応じて、発表の準備を行います。前述のように学会発表の場合は、スライドとポスターによる発表が一般的ですが、卒業研究の発表、院内研究の発表、講演会など、発表を行うさまざまな場面や目的に応じて、適切な発表媒体を選定していきましょう（図表4）。

図表4 スライドとポスターのメリットとデメリット[1]

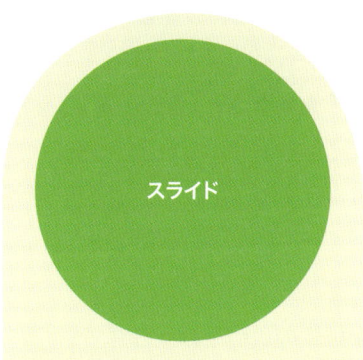

	スライド	ポスター
メリット	・限られた時間内で多量のデータや知識の伝達ができる ・画像や動画などを用いてプレゼンテーションの効果を高めることができる ・広い会場や多数の参加者がいる口演やレクチャー、勉強会に対応できる ・PowerPointやKeynoteで、短時間で作成したり、その場での修正ができるので症例検討会やカンファレンス等を活性化できる ・USBなどのメディア媒体で持ち運びが容易である	・発表者と参加者がポスターを介して対面で質疑応答できる ・ポイントを指し示すことでプレゼンテーションを柔軟に展開できる ・補足的内容（質問紙、パンフレットなど）を掲示できる ・他のポスターと比較することで、異なった視点から発表内容を検討できる ・発表時間外にも、ポスター自体はいつでも参加者それぞれのペースでゆっくり見ることができる ・展示スペースがあれば、どこでも参加者に対応できる
デメリット	・スライドの映写が可能な環境（プロジェクターがあり、暗くできる）が必要である ・プレゼンテーションの制限時間があるため1枚のスライドの提示時間が限定される ・あらかじめスライドの順番を決めておくのでプレゼンテーションの展開を変更できない ・参加者はプレゼンテーションの場に居ないと情報を得られない ・暗くなることで眠気を誘いやすい	・スペースが限られ、掲載できる情報量がスライドに比べて少ない ・文字などのサイズが小さくなるため、限られた距離・範囲からしか見ることができない ・事前に発表内容が固定されているため、症例検討会やカンファレンスなどには不向きであり、学会・研究発表などに限定される ・パネルサイズに印刷したポスターは、遠隔地への持ち運びが不便である

全体構成に沿って、スライド・ポスターを作成する

　学会発表では、「研究テーマ・所属・発表者名」「目的・背景」「方法」「結果」「考察」「結論」の流れに沿って、作成していきます。これは、口演、ポスターいずれの発表の場合でも共通です。

効果的なスライドの作り方

　1枚のスライドに対して1〜1分半程度の説明を行う計算でいくと、制限時間内で必要な枚数が決まってきます。10分の制限時間でしたら、8〜10枚程度が目安となります。

　スライド作成の基本的な心得として、スライド1枚は1つの内容に絞り込み、演者の説明が効果的に理解できるようなシンプルな内容にします。研究発表においては前述のとおり、「研究テーマ・所属・発表者名」「目的・背景」「方法」「結果」「考察」「結論」のスライドが最低限、必要になります。この6枚のスライドに、制限時間や発表内容に応じて、必要な説明スライドを足していくことになります。

　また、文字が小さすぎたり、情報が多すぎたりすると、聴衆は興味を失ってしまい、発表の内容を理解しにくくなりますので注意が必要です。

　具体的には、文字のフォントサイズは24ポイント以上の大きさとし、重要な部分は字体を太字にしたり、色を変えたりして強調すると論点が明確になります。また、文章だけでなく、キーワードを書き出し、関連性などを矢印で示したり、図やイラスト、写真を用いることによって、多くの情報を効果的に1枚のスライドに盛り込むことができます。プレゼンテーションソフトには、簡単に図表が作成できるなどのさまざまな機能や、テンプレートが備わっており、それらの機能を使ってさらに視覚に訴えかけるスライドを作成することも可能ですが、学会によっては、動画などの禁止事項もありますので、学会の規定を事前に十分に確認し、守るようにしてください。

ポスターの作り方

　まず、発表する学会であらかじめ指定されたポスターを貼るパネルの大きさを調べ、そのサイズに準じて作成を進めていきましょう。ポスターの作成手順を**図表5**に示します。

　たとえば、天地（上下の長さ）170cm×左右90cmという全体の大きさが提示されたとします。作成方法としては2つの方法が考えられます。

　1つはプレゼンテーションソフトで、全体サイズを設定し、発表全体を1枚のポス

ターとして出力する方法、もう１つは「研究テーマ・所属・発表者名」「目的・背景」「方法」「結果」「考察」「結論」それぞれの項目を、プレゼンテーションソフトでA3、A4サイズのスライドとして分割して作成し、指定されたパネルサイズに収まる枚数で掲示できるように作成する方法です。

　研究のなかで強調したい点が盛り込まれている図表を入れ込むなど、視覚に訴え、理解を促す工夫を心がけましょう。

図表5　ポスター作成の手順

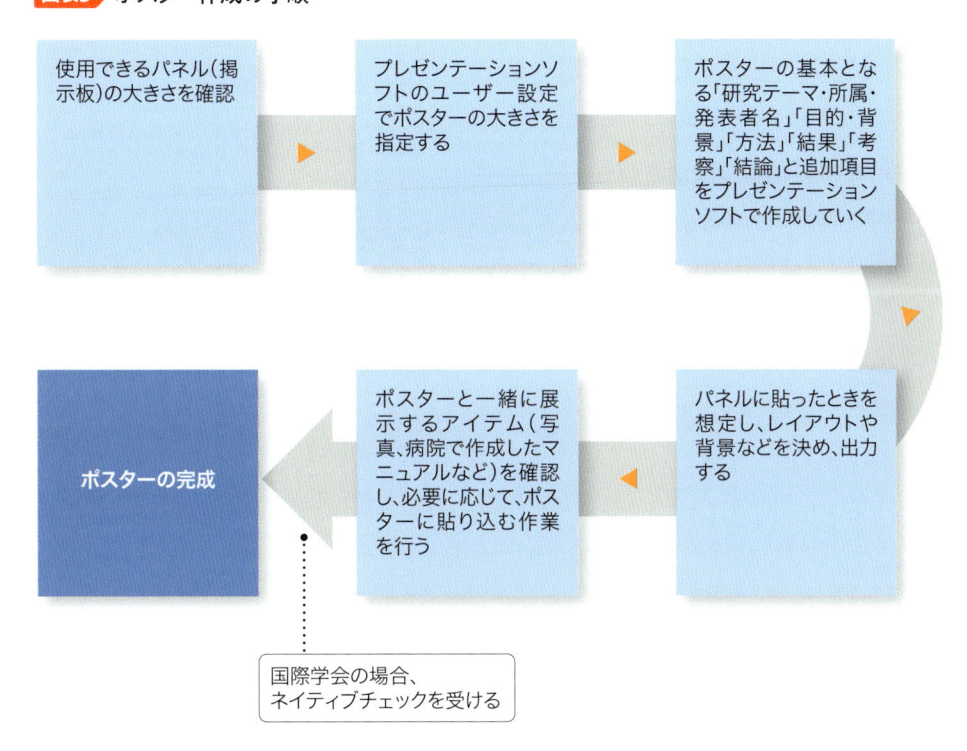

```
[使用できるパネル（掲示板）の大きさを確認] → [プレゼンテーションソフトのユーザー設定でポスターの大きさを指定する] → [ポスターの基本となる「研究テーマ・所属・発表者名」「目的・背景」「方法」「結果」「考察」「結論」と追加項目をプレゼンテーションソフトで作成していく]
                                                                                                                                              ↓
[ポスターの完成] ← [ポスターと一緒に展示するアイテム（写真、病院で作成したマニュアルなど）を確認し、必要に応じて、ポスターに貼り込む作業を行う] ← [パネルに貼ったときを想定し、レイアウトや背景などを決め、出力する]
      ⋮
[国際学会の場合、ネイティブチェックを受ける]
```

第4節 効果的なプレゼンテーション

　本節では、学会などの場で、落ち着いて、聴衆に伝わるプレゼンテーションを行うための心得を解説していきます。

プレゼンテーション、その前に──知っておきたい心得その1

事前に発表原稿を準備する

　まず、学会など会場で使用できるパソコンなどの機器と発表時間を確認して、制限時間に収まるようにスライドを作成していることが前提になります。このうえで、スライドの流れに沿い、発表原稿をつくります。発表原稿を作る目的は、**事前に話の流れを整理して、心に余裕をもったわかりやすい発表を行うため**です。決して発表の場で棒読みをするためにつくるものではありません。

　また、**耳で聞いて理解しやすい速度は、1分間に300字**と言われています。多くても1分間に400字を超えないことが原則です。発表の制限時間とスライド枚数、そしてこの理解しやすい速度とを勘案しながら、発表原稿を作成しましょう。

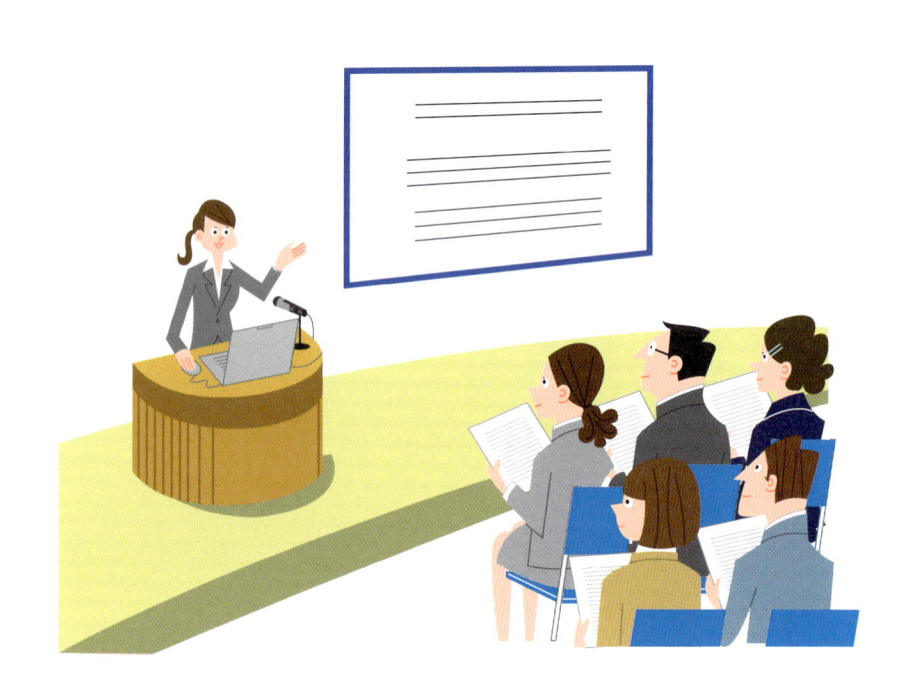

相手に伝わる話し方

　同じ内容を、相手に文章で読んでもらうことと、プレゼンテーションを通じて話し言葉で伝えることのあいだには、**「目で見て理解する」「聴いて理解する」という大きな違い**があります。たとえば、スライドにない内容を、口頭で長々と話している発表者を時折、見かけますが、口頭だけによる説明は記憶に残りづらく、スライドに記載した重要な事柄も伝わらないということになりかねないのです。まずこのポイントを踏まえたうえで、相手に聴いて理解してもらうための話し方を考えてみましょう。

　抑揚が少なく、原稿の棒読みのようでメリハリがない印象を受ける話し方や、第一声から声がボソボソと明瞭でなく、1つひとつの文章が長い話し方では、相手を引きつけることはできません。そして、強調文や疑問文などがもつニュアンスが相手に伝わるように工夫することが重要です。曖昧な表現（たとえば、「〜と思います」）はできるだけ避けて、**仮定や推測のレベルでない場合には、断定する言葉を用いる方が聴衆に明快な印象を与えます。**

　わかりやすい話し方の例に、ニュース番組があります。限られた時間のなかで、その日のトピックスを提示して人々の関心を惹きつけ（序論）、それぞれのニュースを具体的にわかりやすく話し（本文）、最後に重要なニュースのポイントを繰り返して終えます（結論）。理解しやすく、重要なポイントは1回聞いただけなのに忘れません。研究も研究者だけのものではなく、聴衆にとっても大切な成果なのですから、研究の価値がうまく伝わるように工夫することが大切です。

事前に発表会を企画してリハーサルしよう

　ゴッドハンドと言われる名医が何回もイメージトレーニングをして手術に臨む映像を見て感動したことがありますが、プレゼンテーションにおいても、ぶっつけ本番ではなく、**発表現場を想定したイメージトレーニング**を行うことをお勧めします。

　初めてプレゼンテーションに挑戦する方はもちろんのこと、経験のある方もさらにすばらしい発表をめざして、プレゼンテーションの一連の流れをイメージしながら、聴衆の顔を見るタイミングや効果的な視線の配り方までを考慮して、落ち着いた態度で発表できるようにトレーニングをしましょう。

　可能であれば、友達や同僚などを聴衆に発表会のリハーサルをします。発表会場を想定して、照明や広さ、パソコンのセッティング、スライド上のポインターの動き（「Z」型の動きが、人間の視線の流れに合うと言われている）、マイクの持ち方を実演します。服装などについても助言を得るとよいと思います。

　友達や同僚はフランクに言いやすい間柄ですから、発表内容そのものや、プレゼンテーション中の発表者自身のくせや注意すべきポイントについて、忌憚のない意見を

得ることができます。それらのアドバイスを参考に準備をしておくと安心です。余裕があれば、同僚から出た質問に応じて、追加スライドや文献・資料を準備しておくと、実際の発表の場で複雑な質問が出ても、落ち着いて対応できるでしょう。

いざ！プレゼンテーション ──知っておきたい心得その2

では実際に学会で、プレゼンテーションを行う際の心得を、学んでいきましょう。学会発表では、**発表者がスライドやポスターを用いて口頭で発表を行った後、質疑応答の時間がもたれる**、というのが**基本的な流れ**になります。

座長（司会者）の役割を知り、協働してよいプレゼンテーションにしよう

口演（場合によっては、ポスター発表でも）では**その座のテーマに関する専門家が座長を担当し、進行役**を務めます。座長は、時間内の進行を円滑に進め、質疑応答が活発に行われるようバックアップする役割をもっています。そのため、事前に抄録を読み、疑問点や予測される質問を検討して臨んでいます。

座長は自己紹介の後で、座のテーマと進め方、質疑応答についてオリエンテーションを行い、参加者全員の協力体制づくりをします。1席ごとに発表演題名と所属・氏名を紹介し、演者に発表を促します。質疑応答で会場から質問や意見が出なかった場合などには、簡単な質問を投げかけて会場から質問が出るようにきっかけをつくります。

発表者側の緊張や不慣れにより、タイムオーバーとなった場合は、質疑応答の時間を短くして調整します。聴衆からの質問に対しても、座長が要約して発表者が短時間に回答できるように配慮することがあります。このように座長は発表内容の理解とともに、適切な状況判断と臨機応変な対応で発表を進行していきます。**発表者、聴衆と座長とが協力し合ってはじめて、有意義な発表の場が実現する**ことを知っておきましょう。

質問には感謝して誠心・誠意をもって答えよう

発表者の多くは発表することよりも、「答えられない質問が出たらどうしよう！」と不安が募るものです。質問には、否定的、好意的、単純な質問といった性質があります。怖いのは、やや攻撃的で否定的な質問や、矢継ぎ早に整理しきれない質問を受けたときです。しかし、質問や意見が出るということは、聴衆が反応したくなるような、何らかの手ごたえが研究成果にあるということなのです。感情的になって発表者が質問者を否定してはいけません。

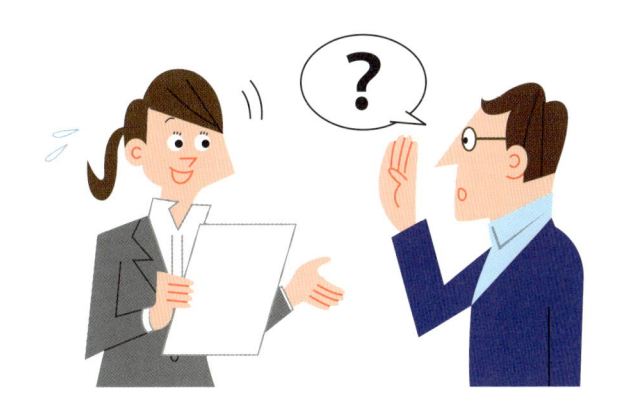

研究の目的に沿い、科学的なプロセスを経て生み出された真実であるならば、**理解してくれる聴衆が必ずいます**。また、発表者と異なった視点や考え方をもつ看護職が存在するのは当然のことです。

　そのようなときには、「ご質問（あるいはご意見）ありがとうございました」とゆっくりと謝辞を述べながら、回答を考えるのです。この一呼吸はとても重要です。得られた知見を広めていくためには、否定的な意見にこそ耳を傾け、理解してもらえる説明の仕方を考える絶好のチャンスに変えることです。

　また、実際の発表時には、**質問内容について必ずメモをとること**、**質問の意図がわからないときには、質問者に確認する**ことを心がけます。質問は発表者が原則として対応するものですが、答えられない場合には、共同研究者に助けてもらうこともあります。研究の限界を踏まえて明確にできない点は誠実に対応することがマナーです。また、専門外の質問がきたらていねいに、答えられないことを伝えましょう。よい雰囲気で対応することで、発表後に質問者から思いがけないヒントや知見を得る機会に発展することもあります。

ポスターセッションにおける効果的なプレゼンテーション

　口演よりも持ち時間が短いことが多いポスターセッションで、**効果的に発表するためには事前に順序性を意識することと力点を置く箇所を検討しておく**ことが大切です。また、決められた発表時間に会場にいないと発表が取り消されることがあるので注意しましょう。マイクは用意されないことが多いので、大きな声でしっかり話します。

　佐藤らは、ポスターを効果的に活用するために発表者の立ち位置と立ち方の重要性を強調しており、「ポスターに向かって利き手側に立ち、利き手で指し棒を用いて、聞き手側に顔を向けた状態でポスターを指示しながら説明すること。また、ポスターに対して体を 45 度くらいに開き、ポスターに体が重ならない位置（ポスターの外側）に立つことです。こうすることで聞き手の視界を妨げず、同時に聞き手の表情もとらえながら、聞き手に向けて発声することができます」[1]と解説しています。ぜひ参考にしてください。

図表6 研究成果のプレゼンテーションの相互評価票

評価基準　**5** よい　**4** まあまあ　**3** ふつう　**2** もう少し　**1** 努力不足

I　研究成果の内容

1	テーマは簡潔明瞭で聴衆の関心を引くものであったか	5	4	3	2	1
2	研究テーマと発表内容に整合性があったか	5	4	3	2	1
3	倫理的配慮は適切になされていたか	5	4	3	2	1
4	抄録と発表内容は一致していたか	5	4	3	2	1

II　研究成果発表の準備状況

1	発表形式は研究成果の発表に適したものであったか	5	4	3	2	1
2	プレゼンテーションの全体構成・骨組みはしっかりしていたか	5	4	3	2	1
3	スライドやパネルの文字数とフォントは適切であったか	5	4	3	2	1
4	スライドやパネルの図表と配色は効果的に用いられていたか	5	4	3	2	1
5	資料やパネルは学会や発表会のルールに則っていたか	5	4	3	2	1

III　当日のプレゼンテーション

1	服装、身だしなみは適切であったか	5	4	3	2	1
2	棒読みでなく、わかりやすい明確な発表であったか	5	4	3	2	1
3	熱意をもち、落ち着いて発表できたか	5	4	3	2	1
4	声の大きさ、マイクの使い方は適切であったか	5	4	3	2	1
5	ポインター（指し棒）を用いて工夫して説明していたか	5	4	3	2	1
6	双方向的な発表の仕方（聴衆への視線の投げかけ方、ポスターでの発表者の立ち位置と角度）であったか	5	4	3	2	1
7	発表内容とスライドやパネルの説明箇所は対応していたか	5	4	3	2	1
8	目的・動機を明確に述べ、はっきりとわかりやすく結論づけたか	5	4	3	2	1
9	制限時間内に発表を終える努力をしていたか	5	4	3	2	1
10	質問の意図を理解し、誠心・誠意をもって答えていたか	5	4	3	2	1
11	座長・参加者とともに気持ちのよい発表の雰囲気をつくりだしていたか	5	4	3	2	1

合計点　（　　　点）

IV　自由記述

よかった点、参考になった点

改善点やアドバイス

他者の発表を見聴きして、プレゼンテーションのスキルアップをはかろう

　学会に参加する際には、抄録集や学会ホームページなどでプログラムを見て、多くの発表演題のなかから、自分の関心と通じる演題を事前に調べておき、学会当日の自分自身の行動計画を作成して参加しましょう。

　聴きたい発表を決めたら、抄録集に目を通し、質問や意見を考えておきます。すばらしい発表に出合ったら、そのスキルを取り入れたいものです。実際に発表を聴いて、疑問が解決しなかったり、意見があれば積極的に質問してみましょう。聴きたいことを明確に発表者に質問することの難しさを体験することで、質疑応答のあり方を体験的に学ぶことができます。

　ポスターセッションでは、1つの会場に多くのポスターが展示されるので、魅力的なポスター発見の機会にもなります。レイアウトの仕方、読みやすい文字の大きさやバランス、図表のわかりやすさ、配色の特徴について観察してみましょう。

　また、ポスターセッションは、フラットな立ち位置で双方向の質疑応答ができるので、自身の研究へのヒントを得られます。また、名刺交換をすることも容易です。学会終了後も交流を深め、大規模な共同研究に発展することにもつながりますから、学会に参加するときはぜひ名刺をもっていきましょう。

プレゼンテーションの相互評価を行い客観的で建設的な改善点を見つけよう！

　図表6は筆者らが作成した「研究成果のプレゼンテーションの相互評価票」です。本票は、「Ⅰ.研究成果の内容」「Ⅱ.研究成果発表の準備状況」「Ⅲ.当日のプレゼンテーション」の柱で20項目の視点から構成され、5段階の評価基準により量的な評価をすることができます。

　また、「Ⅳ.自由記述」を設けることにより、具体的で個別的な意見を反映できるようにしました。この評価票を使って、卒業研究、院内研究、学会での発表終了後に友達や同僚、先輩とできるだけ早くお互いの研究を評価してみましょう。**相互評価を行うことで客観的で建設的な評価を得ることが可能**です。自身の長所と改善点に気づき、効果的なプレゼンテーション力のスキルアップにつなげていきましょう。

引用・参考文献
1）齊藤裕之，佐藤健一編（2010）．JJNスペシャル89　医療者に伝わるプレゼンテーション．医学書院，pp.91，212-215．
2）早川和生編（1997）．JJNスペシャル55　ナースのためのプレゼンテーション技法．医学書院．

column

国際学会への参加、発表にチャレンジ！

世界の看護学の潮流を知る

　国際学会参加のもっとも重要な意義は、世界の看護学の現状とレベルを知ることができることです。近年、日本の看護学も大いに発展していますが、欧米の看護学に比べ、遅れを取っている現状は否めません。国際学会に参加することで、翻訳書を通してだけではなく、世界中の看護学者と直接交流することで多くの刺激を受けることができます。また、新しい看護学の考え方や実情を知るだけでなく、さまざまな研究手法にもふれ、新たな独自の研究の方向性を探るきっかけともなります。

　他国の研究者と話したり、自分の研究を知ってもらうことで、国際的な協力への期待が膨らみます。自分の研究テーマと似たような研究をしている研究者と情報交換をすることで、帰国後もその研究を通じて交流をしたり共同研究を行うなどの可能性が開かれます。

　また、国際学会は英語で発表することが多いため、英語力の向上にも役立ちます。英語で考える、英語で話すことへの動機づけが高まります。

どこから国際学会の情報を得るか？

　外国で行われる国際学会の場合は、Yahoo!、Googleなどの検索エンジンで「nursing international conference」と入力するとさまざまな国際的な看護学会を探すことができます。それ以外では、自分のテーマに即した国際学会をそれぞれのキーワードを入れて検索することで、必要な学会の情報を得ることができます。日本で開催される国際学会は医学書院ホームページ（http://www.igaku-shoin.co.jp）などから情報を得ることができます。

参加登録と演題申し込み

　国際学会の場合、開催の1年前くらいに参加登録が開始されます。参加登録の申し込みは学会のウェブサイトに直接、インターネットを使用して行う方法が一般的です。参加費用は、開催場所の通貨（ドルが多い）でクレジットカード払いが推奨されます。学会参加の登録フォームのページを探して、そのページにあるsubmit formに記入してそれを送ることで参加申し込みが完了します。

　ウェブ上には、抄録を送るページもありますので、各学会の抄録の書き方（abstract guideline）の形式にしたがって書いた英文抄録を書き、送付します。

（白石裕子）

第8章

研究成果を論文にまとめる

茨城県立医療大学保健医療学部看護学科 教授
松田たみ子

これまでの章で、あなたが行った看護研究は口頭で発表したら終わりではなく研究論文にまとめて社会に広く公表することまでが一連のプロセスであることを学習してきました。人々の保健・健康・福祉に寄与する実践の科学である看護研究の成果を論文に残すことは社会に還元することにつながると同時に、今後の看護学やケアの進展にも貢献することにつながるのです。論文には定型的なスタイルがあります。本章ではその決まりごと、お作法を解説します。また、本章では論文執筆について主に解説していますが、人に伝わる文章を書くことは論文にもレポートにも共通する技術です。文章を書くことを苦手と感じている読者もいるかもしれませんがトレーニングを積むことで必ず上達することができます。さあ、一緒に学習していきましょう。

第1節 研究成果を論文にまとめる意義
第2節 伝わる文章、わかりやすい文体とは
第3節 研究論文の全体構成を考える
第4節 論文の書き方
第5節 図表作成の仕方
column グラフの種類と作成方法
第6節 論文の仕上げ
第7節 抄録の書き方
第8節 雑誌に投稿する

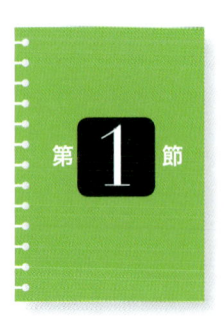

第1節 研究成果を論文にまとめる意義

研究を文章にまとめる意義

　研究で得られた成果を文章（論文）にまとめる意義はどこにあるのでしょうか。この問いはそもそも「なぜ研究を行うのか」を考えることにつながります。前章まででも繰り返し学びましたが、本章でいま一度、皆さんと考えてみたいと思います。

　ここでは**論文**を**「研究論文」**という視点で述べています。ということは、論文を作成するには、論拠となる研究を行わなければ、書くべき題材がないことになります。論文の主題（テーマ）となる研究課題は、みずからの関心や疑問ですから、普段の授業や実習、日常生活のなかで、常に問題意識をもつことが大切です。

　また、疑問が生じたら、これまで報告されている研究論文に目を通すことで視野が広がるとともに、自分の疑問の既知の部分と未知の部分とに気づくでしょう。そのことからみずからの研究課題の発見につながり、その課題に取り組んだ結果を論文にまとめることもできます。すでに報告されている論文を読むことは、研究方法や論文の書き方についても、ヒントを与えてくれます。この点からも第3章で学んだ文献検討（検索）は大切なのです。

　このように、研究はみずからの疑問を解決することが第一の目的ではありますが、単に自己にとっての問題を解決するだけではなく、その学問領域でまだ解決されていない問題に解答を与えて、新しい知識の発見に貢献し、皆で共有できる知識を増やし

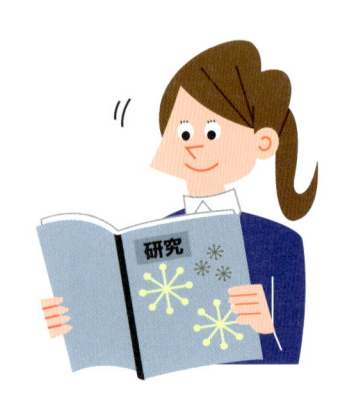

ていくことが大きな目的なのです。そのためには公に向けて発表することが必要です。そうした理由から、研究は論文にまとめてはじめて完了するといえるのです。

発表の方法には、口頭での発表もありますが、**論文であれば研究の全容を詳細に記すことができます。**また文字として公表されますので、世界中の研究者がその研究内容を知ることができるのです。もちろん世界中の研究者に伝えるためには英語で書くことが必要になりますが、とにかく論文として発表することで、同じようなあるいは類似の疑問をもっている研究者は、その研究成果を踏まえて、さらにそれぞれの研究を先へと進めることができるのです。

文章、論文とはなにか

研究を文章にまとめたものが論文だと述べました。研究内容を報告する1つの方法として論文があるというわけです。では、作文、レポート、論文はそれぞれどのような性質をもっているのでしょうか。

読者の皆さんは小学校から高等学校にかけて作文を書いたり、看護学を学ぶ現在も授業の課題でレポートを書いたりした経験があると思います。

広辞苑には、「作文」とは「①文章を作ること、また、その作った文章 ②教師の指導のもとに児童・生徒が文章を作ること」だと記されています。つまり、個人が自分の経験や体験をもとに、自分の意見や感想を書いた文章ということができるでしょう。

「レポート」は「①報告、報道 ②報告書、学術研究報告書」と記されており、「論文」については「①論議する文。理義を論じきわめる文。論策を記した文。②研究の業績や結果を書き記した文」と記されています。

この定義を言い換えれば、作文が、みずからの経験や体験をもとに、主観的に記述される側面をもち、自由に思ったことを記せばよいのに対して、**論文やレポートは、普遍的な事実に基づいて論理的に記述する文章**であるということになります。その意味ではレポートと論文は共通する部分があるとも言えます。しかし、学習過程において、レポートと論文は異なったものとして課されます。ではその違い（特徴）は何なのでしょうか。

レポートと論文の違い

レポートは、授業などでふれられる内容に関連してある課題が与えられ、ときにはその課題に自分でサブテーマなどを決めて、書物や調査などを通じて十分な論拠を得て、筋道立った推論をもって答えを導き、その内容を論理的に述べる文章といえます。

これに対し論文は、取り組む課題が与えられるものではなく、調べるべき課題もみ

ずからの関心や問題意識から生じるものであるという点で大きく異なるのです。

以上のことより、作文、レポート、論文、それぞれの特徴をまとめると**図表1**のようになります。

図表1 作文、レポート、論文の特徴

	作文	レポート	論文
論じる題材	個人的な生活上の体験など	与えられた課題	みずからの関心や疑問
記述内容	自分の体験、感じたこと、思ったことなど	課題について調べた内容と、それに基づいた論理的主張	一定の手続きで得た客観的な証拠と論理的な推論
議論の普遍性	重要ではない	重要	重要
文章展開・構成	起承転結による文章構成	序論、本論、結論が一般的	序論、本論、結論が一般的（詳細は第3節を参照）
読者としての対象	特定の読み手（教員、家族など）	特定の読み手（教員、臨床指導者など）	不特定多数

第2節 伝わる文章、わかりやすい文体とは

　前節で学んだように、論文は不特定の人に向けて書く、公表するための文章です。
　公表するからには、内容を理解してもらえ、相手を説得し得るものでなければ意味がありません。**「文章は他人に読まれるものである」**ということを強く意識して、他者に伝わる文章であること、わかりやすい文章であることがもっとも大切です。
　伝わりやすく、わかりやすい文章に一歩でも近づくためには、まず文章を書くための基本技術を知ることが必要になります。

簡潔、明瞭な文章
　日本語は主語と述語のあいだに修飾語や補語を羅列できるためにワンセンテンスが長文になりやすく、また、最後にある述語に到達するまで、結論が理解しづらい構造になっています。そのため、途中で主語と述語の関係性がわからなくなってしまうこともあります。
　これに対して英語の文型では、S（主語）＋V（動詞）の第1文型に象徴されるように、主語と述語（動詞）が近接していることが多く、その関係性が明瞭です。
　日本語の場合でも、**一文が短く簡潔な文章を心がける**ことが、理解しやすい文章を書くコツになります。

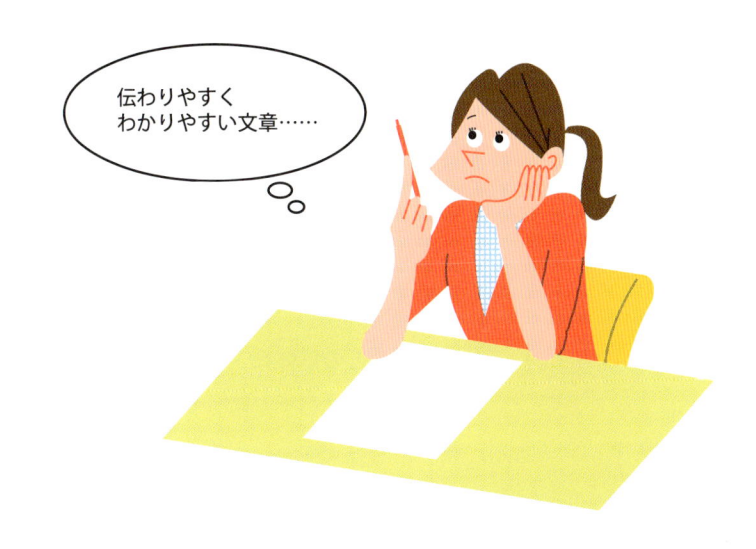

わかりやすい言葉（用語）と文脈の明瞭性

　難しい字句や用語が用いられているからといって、よい文章とはかぎりません。文章や言葉は他者と理解し合うためのコミュニケーションツールです。そう考えるとむしろ、**平易で誰にでもわかる言葉で書かれていて理解しやすいことこそが、文章としては重要**なのです。

　論文は、同じ専門分野の研究者に読まれることが多いものですが、論文の読者対象は基本的に不特定多数ですから、他分野の研究者に読まれることもあると心得て執筆する必要があります。

　特に、看護学は幅広い学問領域に基盤をもつ学際的な研究分野でもあります。読者の皆さんが、栄養学、心理学、社会学などの研究論文を読むのと同様に、他分野の学生や研究者が看護学分野の論文を読み、それぞれの必要に応じて活用する場合も大いにあるわけです。そのような意味で、他分野の人にもわかりやすい文章を書くことには大きな意味があります。

　また、わかりやすいということは、言葉の使い方のみならず、**論理的な文章であることが前提になっている**ことも忘れないでください。文章の前後関係が妥当で文脈が通っていること、段落を踏まえて論を展開すること、適切な接続語（詞）を用いることなど、字句や用語の使い方と併せて文章構成にも留意することが、理解しやすい文章を書くためには重要です。

余分な修飾語は用いず、シンプル、スリムな文章に

　上述したように、日本語の文は修飾語が述語の前に重ねて記される場合があります。そうすると肝心な文意が曖昧になってしまうことがあります。これを防ぐには、まず「これを明確に伝えたい」という核になる文を記し、付随的な説明は別にするといった工夫をするとよいでしょう。

　また、第8節でふれるように、研究論文の執筆は原則として学術誌に投稿することが目的です。学術誌では、文字数の制限もありますから、少ない記述で必要なことが的確に述べられていることが重要になります。その点を念頭に置いて文章を書くことを心がけると、きりっとした論文としてふさわしい文章を創ることができます。

論文を書くときの文体

　論文の文体として「……だ、……である」などの常体による記述が一般的です。日本語は敬語が発達している言語ですから、口語では相手を敬う気持ちや謙遜した気持ちをこめて「です・ます」調（敬体）をよく用いますが、学術的内容を報告する論文の表現としては、そうする必要はありません。

しかし、研究論文の最後に記されることが多い謝辞は「です・ます」調で書かれることもあります。また、論文は口語的な言い回しはできるだけ避けるべきです。たとえば、接続詞の「それで」は「したがって」に、「……しないといけない」は「……する必要がある」というように工夫するとよいでしょう。

　論文は議論を提示する場でもあるので、できるだけ自身の考えなのか、ほかからの引用なのかをはっきり区別して書くことも大切です。自身の考えであれば「……と考えている」というように研究者の考えを明確に記す表現を用いることです。さらに、出典は必ずしも明確ではないものの、広く知られている内容を述べるときには「一般的に……と考えられている」という記述の仕方をすることも覚えておきましょう。

　また、**句読点を打つ位置も文章の意味を左右してきます**ので、表現したい内容がきちんと表されているか、句読点の位置で誤解を生む文章になっていないか、慎重に吟味する必要があります。

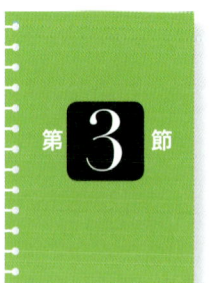

第3節 研究論文の全体構成を考える

内容からみた研究論文の種類

　論文の種類は内容によって大きく本項で後述するように分類されます。もっとも形式的に充実し、研究内容の独自性・新奇性が高く、学術性が評価される論文は原著論文です。論文の種類は下記以外にもたくさんあります。学会や学術誌によってその名称と内容が規定されていますので、投稿を考えたときには、あらかじめ、投稿規定を読んで、確認するようにしましょう。

　なお、それぞれの論文の価値を知ることは、第3章で学習した文献検討（検索）にも活かせる知識です。

原著論文

　研究論文としてもっとも高く評価される論文。研究者自身が実施した研究の成果を分析し、吟味、考察した内容をまとめたものです。学術上および技術上、独創的な内容を含んだ論文であり、学問の発展に寄与する論文です。過去に発表された既存の論文にはない新しい研究成果が含まれている論文であり、その学術分野に新しい知見を提供するものです。その分、学術誌の査読にあたっては研究の「信頼性・妥当性」と、論文としての完成度が問われます。研究者の業績ともなるものです。

報告

　報告というジャンルに分類される論文には、技術や症例の実践報告も含まれます。
　研究、調査、技術、実践、事例など、学会（学術誌）によってさまざまな分類が規定されています。以下に代表的なものをいくつか紹介します。
　【研究報告】研究の完成度としてはこれからの部分があるけれども、新しい研究知見として独創性や萌芽性、発展性があることに加えて、学術的に貴重な内容を含む研究論文です。
　【技術・実践報告】実践の学問である看護学研究においては、新しいケアの技術や実践に関する研究報告は、他の看護職に大きな影響を及ぼす重要な論文のジャンルと

言えます。査読においては、特に技術的な有用性を問われることが多いようです。

短報(速報論文)

　研究成果の内容は原著論文と同様ですが、論文として急いで発表したい場合に、原著論文をコンパクトにまとめた形式で書く論文です。学術誌では原著論文の3分の1程度の文字数に規定されていることが多いです。新しい知見を他の研究者に先駆けて公表するという意味において価値の高い内容を含む論文です。進展が著しい研究分野でしばしば書かれます。

総説(論文)

　ある1つのテーマ、課題について過去に発表された論文を横断的に集め、その内容の要点のみを取り出し、体系的、総合的にまとめた論文を言います。そのテーマに関する専門的知識を広く得ることができるので、該当する研究課題に関して、どのような研究がなされ、どこまでが明らかになっているかを把握することができ、自分の研究を先に進めるための糧としても有用です。

研究論文の基本構成

　上述のように、論文の種類はたくさんありますので、まず初めに自分の書きたい内容がどの種類の論文に属するのかを決めます。その次に、論文の種類に応じて基本構成を決めていきます。

　総説は、研究の取り組み段階から他の論文とは区分されますが、原著論文、報告、短報の形式は、研究の進行状況と成果の得られ具合によって、その採否が決まってくる面があります。特に短報は研究途中で得られた成果をいち早く発表する場合に出すものですから、新奇性が高く評価されます（その後、研究の全体計画に基づく成果が出た段階で原著論文として完成したものを作成することが必要となります）。

　学生の卒業論文の場合は、すべての研究段階が終わった成果をまとめるタイプの論文であり、独自に取り組んで得られた成果を報告するものですから、原著論文の基本構成で書き進めることになります。

　論文（原著論文）の基本的な構成は図表2に示すとおりになります。

図表2 論文の構成

▼項目	▼主な内容
標題	論文のテーマ、内容を簡潔に伝えるタイトル
著者の氏名、所属	論文の責任を明確にするために氏名と所属を記載する 　共著の場合は、その研究への貢献度、分担の程度の高い人から 　先に記述する 　問い合わせ先がわかるよう、所属機関を記載する
緒言（はじめに）	研究の目的や意義 　研究を実施するに至る背景 　研究テーマに関する研究の流れと位置づけ 　倫理的配慮
研究方法	研究対象の説明 　研究の実施時期や状況説明 　解析手法（実験方法）の説明 　研究結果への影響が考えられる各種研究条件・要因の記述
結果	研究で得られた結果のうち必要な内容を記述 　得られた事実を正確に記述 　必要に応じて図表を用いて理解を促す
考察	自分の得た結果を冷静に吟味する 　他の関連する報告文献と比較する 　論理的な意味づけと解釈を記す
結語（まとめ）	自分の研究結果のエッセンスを簡潔にまとめて記す
謝辞	研究を進めるにあたり協力してくれた人々に感謝の意を記す
文献	本文中で引用、あるいは参考にした文献をすべてリストアップする

　この基本的構成のほかに、論文の概要がわかるように簡潔にまとめた要約（アブストラクト）を付ける場合があります。その場合は氏名、所属の後に記します。要約は卒業論文のように、論文本体の完成が目的の場合は求められませんが、学術誌への投稿論文では必須です。

　緒言や研究方法、文献(リスト)は早めに書き進めておくと、期間が短いなかで論文を仕上げる場合に、効率的だと思います。次節で、論文の書き方を詳説していきます。

第4節 論文の書き方

　本章は研究論文の書き方を中心に解説をしていますが、第1節で学んだように、論文もレポートも、ある一定の論を基盤に序論―本論―結論と展開していく基本的な構造は共通しています。レポートを執筆する場合も、本節の内容を適宜、取捨選択しながら参考にしてほしいと思います。

研究論文の基本構成と執筆の仕方

　研究論文は一貫性があることが大切です。論文の構成内容に記載される内容の核は研究課題（テーマ）で示される内容であり、それがすなわち研究目的です。研究目的を達成すべく行われた研究なのですから、論理的にそこをめざして記述していくことが大切です。

標題（タイトル）のつけ方

　標題は論文の内容を明確に表していることが大切です。本来は研究に取り組む際に、「看護学分野に意義のある」「興味・関心をもった課題」「研究期間内に終了する」ことなどを総合的に判断してある程度定まっているものです。

　そのため、論文を書く段階で決めるというものではないのですが、研究を進めているうちに、内容が変化してくるような場合は、研究の内容に即したタイトルに修正する必要があります。タイトルを読めば、研究内容が無理なく理解できることが重要です。

　タイトルが幅広い概念の場合は、内容がわかるようにサブタイトルで具体的に示すなどの方法も有意義です。

緒言（はじめに）

　読者にその論文の重要さが理解され、十分アピールできるように**要点を明快に記述**することが求められます。

　内容としては、研究を実施するに至る背景（研究者の課題への視点）、研究テーマに関するこれまでの研究の流れと成果を示し、それらを踏まえて自分の研究課題がど

のように位置づけられるのかを記します。それらの流れのなかで、緒言の最後のパラグラフで**自分が取り組んだ研究がどのようなことを目的としているのか、その成果が看護学の分野でどのような意義があるのか**などを記します。読者が、この研究をぜひ読み進めたいと思うような内容であるということも大切な点です。

また、第5章で学んだように、あなたの研究で行った倫理的配慮について、記載することを忘れないようにしましょう。

研究目的

研究目的は、緒言の最後のほうで記される方式を著者自身はとっています。ただし、緒言のなかに記しても、あらためて研究目的の項を立てて、再度記載する場合もあります。卒業論文などのように、大枠の構成があっても厳格でない場合は、研究者の判断で選択しているものと思われます。

研究方法

研究方法はすでに行った研究の方法を書くのですから、時制は過去形（「……であった」）が基本です。

研究対象、研究の実施時期や状況、データ解析や実験方法などを正確かつ明快に記述する項目です。看護研究では研究対象が人間であることが多いのですが、性別、年齢分布、職業などの特性のうち、研究成果に影響を及ぼすと考えられる各種研究条件・要因は、詳細に記述する必要があります。たとえば、平均値や標準偏差などが該当するでしょう。

アンケート調査では、質問項目の内容が理解できるように簡潔にまとめます。いつ、どこで、誰が、どんな状況で、誰に、実施したかについても明示しておきます（サンプリング方法も含む）。用いた統計学的な解析方法も示しておきます。もしも、特殊な解析手法を用いた場合は、その手法を理解しやすい形で説明しておくことが求められます。

また、**実験研究に関する論文では、第三者が同じ条件で繰り返し実施できるようにという視点で書く**ことを心がけましょう。同じ条件で、同じ結果が出ないならば、その研究結果は正しいとは言えないからです（これを「結果の再現性」と言います）。

結果

研究を通して得られた実証的データや事実に関するデータについて述べる、というのが原著論文における「結果」の記述方式です。結果のデータから推論したことは「考察」で書くようにします。このように得られた事実をありのままに記述すること

が、結果の項では大切です。結果の記述においては、論理的な一貫性をもたせつつ、全体としてのまとまりも考慮する必要があります。また、「結果」も研究がすでに済んでいる内容をまとめるものですので、過去形（「……であった」）の形で書くのが一般的です。

　ここで覚えておいていただきたいことは、研究テーマとの一貫性および研究目的にかなっていれば、1つの論文に研究で得られた全データを書き込む必要はないということです。この論文には書かなかったけれど、得られた別の成果があれば、それは別の論文として書くことも可能なのです。単一の論文にいろいろ盛り込むよりも、内容を絞り込んでまとめることもわかりやすい論文にする1つの方法です。

　そして、実証的データを要領よくまとめる観点から、必要に応じて図や表を用いて理解を促す工夫も必要です（図表の作り方は第5節で詳述します）。このとき、図表の内容についても、成果として特徴的な箇所や、新奇性が顕著な部分については説明の文章を必ず付けるようにします。図表はいろいろな視点を統合して作成し、結果を端的に示し、わかりやすいものを精選して用います。同じ内容しか示していない図表を重複して載せるのは避け、1つの図表にまとめる工夫をします。

考察

　「考察」では、**得られた結果をどのように解釈するのか、自分なりの考え方や推察を含めて記述**します。結果を冷静に客観的に多面的に吟味する姿勢が欠かせません。自分が書こうとしている論文と関連する既存の文献との比較を通して、結果の特徴や論理的な意味づけを深めましょう。過去の報告と異なる場合は、なぜそのような結論になったのかを注意深く検討し、考えられる反論を説得できるような論理的解釈を準備しておく必要があります。

　考察の文章は、自分の頭のなかで吟味を重ねる作業ですから、文章化に時間を要するでしょう。どれだけ深く考察したかは、論文全体の学問的水準や評価にもかかわることですから、十分な時間をかけることが大切です。

結語（まとめ、結論）

　研究を通じて得られた重要なポイントを、簡潔に短い文章にまとめます。**研究結果の主要点をリストアップするような形でまとめる**と書きやすいです。研究のエッセンスと呼べる、特に強調したい部分をコンパクトに文章化することを心がけ、短い文章のなかでも、研究の最重要の成果が読み取れるように書くことが大切です。

謝辞

　研究はひとりではできないものです。必ず協力をしてくださった方がいたはずです。特に、共同研究者ではないけれども、研究の遂行に協力・援助、指導や助言を与えてくださった方々に感謝の意を表すことは、研究者としての倫理観、姿勢としてとても大切なことです。このような、協力していただいたにもかかわらず、研究者として名前が掲載されない方々に対しては、論文の末尾に謝辞の項を設け、簡潔な文章でお礼を述べましょう。

引用・参考文献（リスト）

　学術論文の参考文献の記述方式には、ハーバード方式やバンクーバー方式など、ある程度は標準的な作法がありますが、各種の手引書や、実際に発表されている論文において必ずしも統一されていません。

　記載方法は、学術誌掲載論文や単行本などの文献の種類によって異なりますので、各雑誌などの投稿規定にしたがうことが必要になります。自分の文献リストに、必要な事項を記録し、論文を投稿する雑誌が決まってから、その雑誌の規定に合わせて整理し直すのがよいでしょう。

　また近年、インターネット上に直接置かれている資料を引用・参考文献に記すケースも増えています。その場合にはURLとともに、そのページにアクセスした最新の日付を記載するようにします。

例：平成23年版厚生労働白書 社会保障の検証と展望〜国民皆保険・皆年金制度実現から半世紀〜第4章　これからの社会保障を展望する http://www.mhlw.go.jp/wp/hakusyo/kousei/11/dl/01-04.pdf(last accessed 2012/05/31)

文章の体裁の決まりごと

論文の分量

　論文を書くときは、まず、全体の分量（長さ）に決まりがあるかどうかを確認しましょう。論文はだらだらと長く書くものではありません。**規定の分量のなかに必要な内容を過不足なくまとめることがもっとも大切な点**です。書き方の項でも記しましたが、わかりやすい論文にするためにはできるだけ余分な部分を省く作業「推敲」が欠かせません。

　分量の規定があるならば、そこから逆算して、各構成内容の占める割合を決めます。大切なのは、その研究で行った内容、方法、結果、考察が十分に記述され、かつバランスよく配分されていることです。

NOTE

▼1
論文で引用を示すときの方法。ハーバード方式は著者名―発行年を論文中の引用箇所に記載していき、文末で一括して著者名のアルファベット順に文献を列挙する方式。一方、バンクーバー方式は、本文中の引用箇所に通し番号を記載していき、文末にその番号順に文献を記載していく方式です。

▼2
標準規則として、SIST(Standards for Information of Science and Technology 科学技術情報流通技術基準)が参考になります。SISTは国際標準化機構(ISO：International Organization for Standardization)の諸基準に準拠しています。

書式について

　近年は、原稿用紙に手書きすることは少なくなり、パソコン（ワープロ機能）を使うことが多いと思います。その際に、用紙の枠として取るべき上下左右のマージン（余白）や文字サイズ、文字数、フォントの指示があらかじめある場合も多いでしょう。そうした規定にしたがって記すことがまず大切です。

　章立てや項立てのために数字を用いて区分する場合があります（図表3）。数字の使い方も書式で規定されている場合が多いと思いますが、一般的には下記のような順に用い、順次その書き出しを下げます。

図表3　論文中の章立ての数字の用い方の例

ローマ数字（「Ⅰ緒言」などの大きいタイトル）	Ⅰ…
アラビア数字（Ⅱ研究方法の中の「1.研究対象」）	1…
片かっこ付	1）…
両かっこ付	(1)…
マル囲み数字	①…
片かっこ小文字ローマ数字	ⅰ）…

注釈での説明について

　注釈で説明する場合には、引用先をそのページ内で示す場合があります（引用注）。自分のオリジナルの文章でなく、文献からの引用を行った場合は、その箇所に上付きのアスタリスク（＊）を付して、そのページ内に脚注で示します。参考文献の項にも記したような対応をとることを含めて、必ず引用である旨を示さなければなりません。他人の文章をそのまま自分の文章のように記すことは剽窃（盗用）に当たり、法的にも罰せられる行為です。研究者としての倫理にも反することになりますので、十分に注意してください。

　注釈で示すもう1つのケースとして、本文に関連して補足的な説明をしておきたい内容があるとき、そのページの欄外に、脚注として説明をする場合があります。

第5節 図表作成の仕方

　研究論文を書く際には、**述べている事象の関係性やデータの変化をわかりやすく伝えるために図や表を効果的に用います**。結果をすべて文字や数字で記述するよりも、図や表は視覚で直感的に内容をとらえることができ、文字や言葉の説明がなくても理解しやすいものです。図にはグラフや写真、説明図が該当します。

　せっかく、理解しやすくするために図表は用いるのですから、情報量が多すぎる図表は好ましいとは言えません。繰り返しになりますが、わかりやすく必要な内容をできるだけコンパクトに盛り込む工夫をして作成します。以下に基本的な作図、作表の仕方を示します。図表で使用するフォント、サイズは統一したほうが見やすいと思われます。

作図の仕方

　作図時の注意点を図表4にまとめました。図はモノクロで作成します。カラーで作成すると、モノクロコピーをしたときに、グラフの意味がわからなくなってしまうことがあるためです。

　グラフで複数の線やカラムを区別したいときは、実線や破線やパターンなどで明瞭に区別するように書きます。また、グラフはできるだけ大きく、太い線を使って書きましょう。これも、後でコピーしたときに、グラフと他の線の区別がつきにくくならないようにするための工夫です。そして、縦・横軸のラベル、縦軸の数値の単位など、必要な情報を忘れずに記入することが大切です。

　また、グラフにはたくさんの種類があり、表現したい内容によって、選ぶべきグラフが変わってきます。その特徴を本章コラム（172ページ）にまとめました。

作表の仕方

　作表時の注意点を図表5にまとめました。表のタイトルは上に付し、もっとも上に来る罫線を太くするほか、罫線のみ記すようにします。

　数値を表示するときは、①小数点以下の桁数はおおむね2桁か3桁を目安にそろえる、②小数点の位置を縦方向でそろえると数値の大小の見誤りを防げる、③理論上、数値の絶対値がすべて1未満となる場合はゼロを省略してもよい——ということなどを基本にすると、整ったわかりやすい表ができます。

> **NOTE**
> ▼3
> 厳密には、小数点以下の桁数は測定機器などの目盛りをもとにし、有効数字の桁数で決まります。有効数字のルールは「最小目盛りの10分の1の値を目分量で読む」ことです。

図表4 作図時の注意点

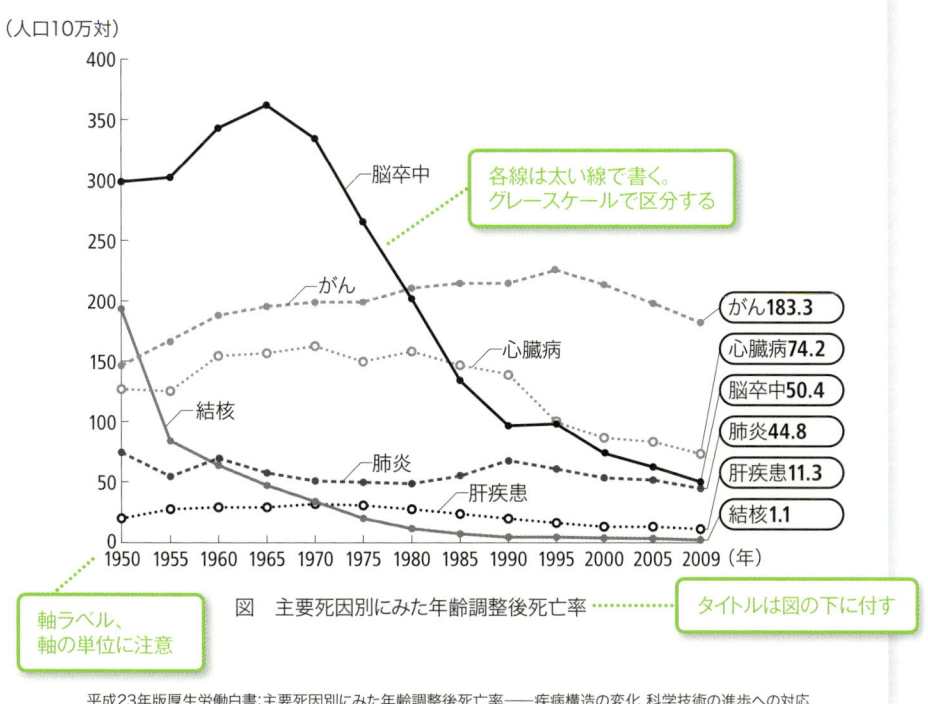

図　主要死因別にみた年齢調整後死亡率

（人口10万対）

- 脳卒中：各線は太い線で書く。グレースケールで区分する
- がん 183.3
- 心臓病 74.2
- 脳卒中 50.4
- 肺炎 44.8
- 肝疾患 11.3
- 結核 1.1

軸ラベル、軸の単位に注意

タイトルは図の下に付す

平成23年版厚生労働白書:主要死因別にみた年齢調整後死亡率――疾病構造の変化,科学技術の進歩への対応,pp.100を改変

図表5 作表時の注意点

表　医療提供体制の各国比較

表のタイトルは表の上に記す

国名	平均在院日数	人口千人当たり病床数	病床百床当たり医師数	人口千人当たり医師数	病床百床当たり看護職員数	人口千人当たり看護職員数
日本	33.2	13.8	15.7	2.2	69.4	9.5
ドイツ	9.9	8.2	43.3	3.6	130.0	10.7
フランス	12.9	6.9	48.5	3.3	115.2	7.9
英国	8.1	3.4	76.5	2.6	279.6	9.5（予測値）
アメリカ	6.3	3.1（予測値）	77.9	2.4	344.2	10.8

平成23年版厚生労働白書:医療提供体制の各国比較――サービスを提供する基盤の整備,pp.96を改変

最上下の罫線を太く。この3本の罫線のみ記し、縦の罫線はすべて記載しない

註釈として表中の字句や数字の説明、有意差などについて説明文を記す。論文内で初めに提示する表で、表に関連する略語の説明を記す。

column

グラフの種類と作成方法

　グラフなどの図を作成できるソフトウエアの使用が一般的になっていますので、データテーブルを作成すれば、簡単にさまざまな図を作成することができるようになっています。だからこそ、表現したい内容を的確に示す図の種類を適切に選び、しっかり考えて作成することが大切です。

　よく用いられる、代表的な図の特徴と作成時の注意点を以下に述べます。

棒グラフ

　棒の長さで量を表示することができるグラフです。縦に棒を書く場合と、横に書く場合があり、量の大小や高低を比較するときに有用です。併せてその長さの違いから、量の変化も見ることができます。

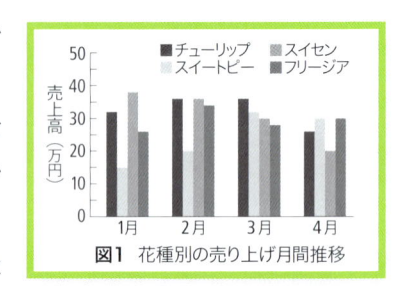

　書くときはデータの順序について特に決まりはありませんので、どのようなことを知らせたいかで並べ方を決めます。月の順、売り上げの順あるいはデータの名称順などを考えて決めます。

　棒グラフには、図で示すように1つの棒に1つのデータというタイプのほかに、1つの棒のなかに複数の種類のデータを重ねて表示する「重ね棒グラフ」もあります。

折れ線グラフ

　折れ線グラフの特徴であり有用なポイントは、変化を見るのに適しているということです。上述の棒グラフでも読み取れますが、折れ線グラフは、変化の傾向をより明快に表示できます。

　図に示すように、横軸に月といった時間をとり、各月の売上量を点で示し、それぞれの点を線で結んで示すグラフです。経過とその前後の増減傾向なども併せて見ることができます。

　複数のデータを1つのグラフに記入する場合、線の種類（実線／破線、細／太など）を使い分けて区分しやすくする工夫が必要です。

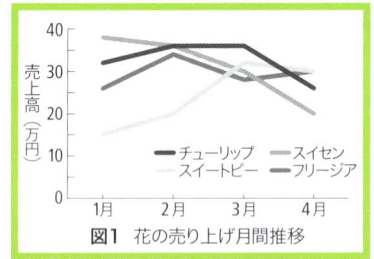

円グラフ

　円グラフは、全体の占める割合を比較するのに用いられます。円全体を100%として、そのなかを区分けした扇形の部分の面積の大小が要素の構成比の大小を表すので簡単に把握できます。

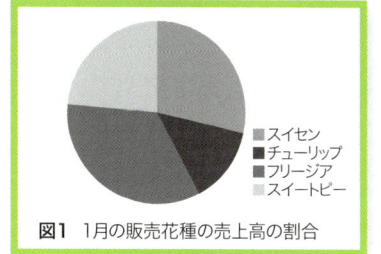

図1　1月の販売花種の売上高の割合

　円グラフでは、基本的には、円の上部を0度として右（時計）回りに、大きい順に並べます。そのほうがグラフとしての統制もとれ、美しく表示されます。また、「その他」のデータは、必ず最後に表示します。

　円グラフでは、特に強調したい扇方のデータを円から離して記載するような方法もとられます。そうすることで、そのデータを特別扱いして示すことができます。

帯グラフ

　帯グラフは、1つの帯のなかに複数のデータを表示する重ね棒グラフと、構成の比率を表す円グラフの要素を含んだ、グラフと言えるでしょう。構成比を表す要素が含まれているので、帯の長さはすべて同じ長さとなり、通常合計が100%です。帯のなかに表示されているデータどうしの比較をするためには、帯の中のデータの順序は変えないほうが見やすくなります。

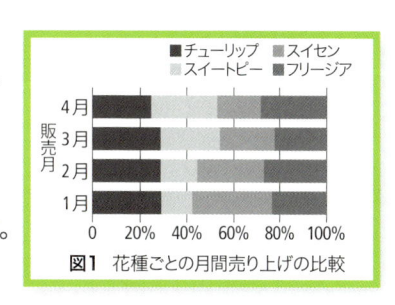

図1　花種ごとの月間売り上げの比較

レーダーチャート（クモの巣グラフ）

　レーダーチャートは、複数のデータを1つのグラフに表示して、多面的な角度から分析して全体の傾向をつかむときに活用されるグラフです。円周をデータ数に応じて分割し、中心からの距離でデータ量を示します。各項目の軸上のめもりを線で結んで作成します。

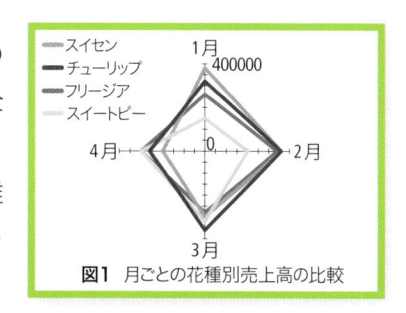

図1　月ごとの花種別売上高の比較

　レーダーチャートの作成は、外側（データ値が大きい）にいくにしたがって、「よい」方向性を示すことが基本になります。そこで、数値が低いほど「よい」状態を表現するデータを表すには適していません。そのようなデータを表示するならば、数値を変換して作成することが必要となります。

第6節 論文の仕上げ

論文全体を校正、推敲する意義

　推敲とは「詩文を作るのに字句をさまざまに考え練ること」（広辞苑）です。論文を書くときに推敲する意義は、「用語の用い方が適切で、文章構成が文法的に的確で、伝えたいことが明瞭で、文章に一貫性があるわかりやすい美しい文章にする」ためということができるでしょう。

　つまり、論文でなくとも、洗練されたよい文章を書くには、推敲は必ず必要な作業なのです。

　この作業は、日記のような基本的に自分しか読まない文章なら必要はないでしょう。しかし、本章図表2に示したように、特定または不特定多数の人々を読者とする可能性のある作文、レポート、論文は、自分以外の人にその中身を的確に伝えることが目的ですから、意味・内容が明瞭に伝わる文章でなければいけません。

自分の論文を推敲する方法

　通常、文章を最初に作成するときは、文の前後関係や、全体の論旨が通っているかなどは厳密には考えずに、その時点で頭に浮かぶことを思うままに書きつけていくことが多いと思います。

　書き上げてから、文章全体を通読してみると、文の主語がない、繰り返しが多い、一文が長すぎる、主語―述語の関係が曖昧である、誤字脱字がある、文の前後のつながりが悪いなどなど、文章構成のまずさや全体の一貫性のなさに気づくことがしばしばです。

　まず、みずから読み直して、自分自身が無理なく納得できる文章にすることが肝心です。筆者は、学部生や大学院生が卒業論文や修士・博士論文を作成するときは、何度も（提出期限ぎりぎりまで可能なかぎり）繰り返し推敲させます。「読んで―修正」を繰り返してもらうのです。これは、自己推敲の訓練になります。

　まず、自分で読んで、「自分としてはもうこれ以上はやりようがない」と思えるま

で文章を繰り返し練り直すことが重要です。その時点で他の人に目を通してもらえば、さらに練り上げられるものです（この点については次項で述べます）。

　推敲するには、忍耐強く自分の文章に向き合うことが必要です。推敲の能力を養うためには、できるだけ多くの文章を読むことです。他の研究者の論文を批判的（critical）に読む姿勢も大切ですし、論文以外でも論旨が明瞭な文章（新聞の社説など）をたくさん読むことは、自己の文章力をレベルアップさせるために有効です。

学生・初学者間で行うピア・レビュー

　前の項で、自分で十分に推敲したつもりでも、他の人が読むとさらに練るべき点が見つかると記しました。自分ではよいと思って書いている文章ですから、やはり自分で誤りを発見することには限界があります。書き始めのときには、見落としなどに気づきやすいですが、推敲を経てある程度できあがってくると、それ以上、自分で気づくことは難しくなるものです。

　そのようなときに、自分以外の人に読んでもらう「ピア・レビュー」は、とても有益です。ピア (peer) とは仲間、レビュー(review) とは論評を意味します。

　学生の皆さんでしたら身近な友人に、臨床のナースでしたら身近な同僚に読んでもらうとよいでしょう。他人の文章に対しては、主観的な思い入れがない分、いろいろなことに気づくものです。同じゼミの人ならば、研究のプロセスも理解してくれていることも多いので、一緒にディスカッションしながら、表現したい(すべき)内容がきちんと記述されているか、意図が伝わる文章になっているかなどの意見を聴くこと

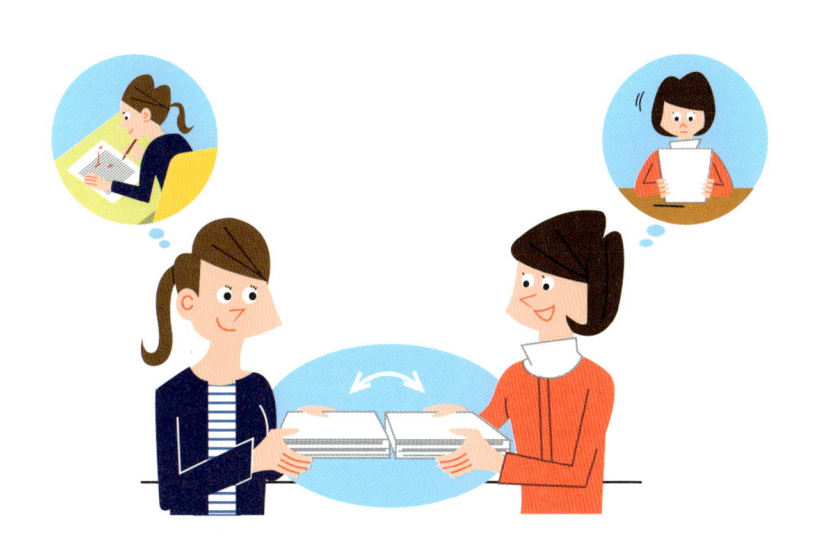

ができるでしょう。

　また、上述したように、他人の文章を批判的に読むことは、論理的に考える力を培うことになります。自分の意見を相手に受け入れてもらうためには、相手を説得できるしかるべき理由が必要です。「自分で文章を書いて推敲し、他人の意見とその理由を聞く（ピア推敲、ピア・レビュー）」「他人の文章を批判的（評価的）に読み、相手を納得させられる仕方で意見を言う」ということの繰り返しが、おのずと文章表現力を磨き上げ、論理的な論文を書く力を養うことにつながります。お互いに研究プロセスについても、文章についても、率直に論じ合うことが、研究能力、論文作成能力を高める早道と言えるでしょう。

研究発表や学術誌の投稿とピア・レビュー

　研究者は、各学会の学術集会で研究成果を発表し、議論し合います。また、学術誌に論文を投稿すると、掲載の可否を決定するための「査読」という過程があります。個人ではどうしても限界があり、所属が同じ研究室の人々は、概ね同じような考えになりがちです。一方、学術集会で議論することの意義は、まったく違う視点からの意見を得ることで、視野が広がり、新しい着眼点を見出せたり、次の研究を進めるためのヒントを見つけたりすることができるところです。そういう意味で、研究の経験を積んでからでも、自分の考えを他人に聞いてもらうことはとても大切なのです。

　また、学術誌の査読とは、研究者が投稿した論文が、その学術誌に掲載するのにふさわしいかどうかを精査することです。その当該分野にかかわる研究者が行うものですから、いわば、研究者同士のピア・レビューです。査読を経ることで、査読者の意見が反映され、研究結果が整理されて論文の文章もより論理的にわかりやすくなることが多いのです。

　よい論文を発表するまでには、何度も自己推敲、他者推敲を繰り返す労を惜しんではならないのです。これは研究の初心者にも、経験を積んだ研究者にも同様に言えることです。

最終仕上げの進め方

　論文の仕上げは、論文を何度も読み返し、修正・追記しながら、文章を完成させることです。そして、文章が完成の域に近づいてくると、意外に図表の完成度が十分でないことに気づきます。この点ついては、本章第5節を参考に確認します。まず文字の大きさやフォントなどについても気を配り、図表の完成度を確認する姿勢が必要

です。
　論文はタイトルから結論まで一貫した筋が通っていることが重要です。これらのことをしっかり踏まえて、最終的な仕上げをするのですが、ここでも論文作成の規定を確認して規定どおりであることも確かめましょう。
　図表6に、仕上げのチェック項目の例を記します。

図表6　論文仕上げのチェック項目

- ☐ 1　書式が規定にのっとっている
- ☐ 2　研究テーマから結論まで、一貫性がある
- ☐ 3　目的が達成されている
- ☐ 4　論文全体の分量が適切である
- ☐ 5　章立て、節の構成が適切である
- ☐ 6　文章が明瞭でわかりやすい
- ☐ 7　用語の統一性がとれている（同じことの説明に異なる用語を用いていない）
- ☐ 8　図表がわかりやすい
- ☐ 9　図表に必要な情報が簡潔に記載されている
- ☐ 10　結果に基づいて考察され、論が飛躍していない
- ☐ 11　謝辞に含めるべき対象や順番が適切になっている
- ☐ 12　参考にした文献の記載が適切である

第7節 抄録の書き方

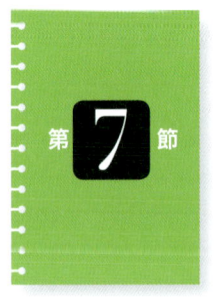

抄録を書くための基本ルールとスタイル

抄録は、論文全体の内容をまとめたものであり、抄録を読むことによって論文の内容が端的に把握できるものです。文献検索の際に概要がわかると便利なため、学術誌に投稿する際はほとんど、抄録が必要になります。

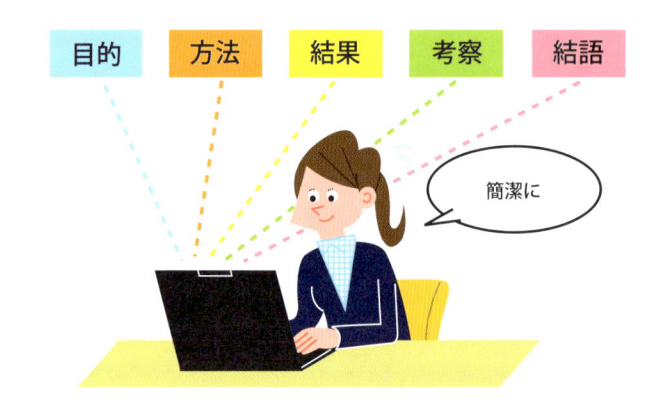

抄録は、基本的には論文と同じ【目的】【方法】【結果】【考察】【結語】の構成で書きますが、通常、分量が限られていますので、簡潔にまとめて、重要かつ必要な内容を記して読者に伝えなければなりません。

論文抄録作成のポイント
1) 専門誌で、規定の抄録の字数にしたがう
2) 目的は簡潔に記す
3) 方法は、被験者年齢、性別などの属性や数、所属、実験計画、測定法、テスト名、データ収集法、分析手法などを記す
4) 得られた結果とその有意水準を記す
5) 考察を抄録では簡潔に記す（省略する場合もある）　　［結果・考察］とする場合もある
6) 結語を簡潔に記す

英文抄録の書き方

　英語の表現と日本語の表現は異なりますので、日本語抄録を直訳しただけでは、英語の抄録にふさわしいものにはなりません。日本語（文化）の特徴は曖昧表現で察し合うということがありますが、英文ではあくまで明確さが求められます。

　英語の抄録は世界の研究者に向けて論文を理解してもらうためのものですから、英語圏の人々の思考様式で書く必要があります。つまり、論理的に簡潔に書くということが英語論文ではとりわけ重要視されます。語学の能力だけでなく論理的な思考を重視した作文能力が求められるわけです。①遠まわしでなくストレートで明確な表現をする、②日本語と英語の文章構造上の違いを理解し、一層の明瞭性（主語─述語の明確さ）が求められる、という点に留意してください。

第8節 雑誌に投稿する

成果を雑誌に投稿する意義

　研究を行う目的は、新しい事実や解釈の発見にあります。研究を行う人は、自身の研究の意図、そして研究成果が新しい発見であることを他の研究者によって認められることが必要なのです。ほかの研究者に認められるためには、みずからの研究成果を広く世に問う、論文投稿というステップが必要になってくるのです。

　研究成果をまとめて学術誌に投稿すると、前述したように査読というプロセスを経ます。査読はその研究テーマに関連する研究に精通している研究者が緻密に論文を読む作業です。その結果、掲載が認められるということは、その研究の成果がこれまでには発表されていない新しい知見を含んでいるという評価を得たということです。掲載された雑誌のレベルが高いほど、研究成果の評価も高いといっていいでしょう。国際的には雑誌の評価はインパクト・ファクターが指標となっています。NOTE4

投稿先の選定

　看護学分野の専門雑誌には、学会や研究会の機関誌、大学や研究機関が発行する紀要、出版会社が発行する商業誌などがあります。投稿先はできるだけレベルの高い雑誌のほうが、論文として高い評価が得られると先述しました。しかし、雑誌はそれぞれに長所・短所があります。論文を投稿する際には、早期の掲載を考慮することもあれば、学位取得のためなどのように、多少遅れても高い評価が得られることを重要視して投稿する場合もあります。もちろん研究評価の高いレベルの学術誌（学術に関する専門分野の雑誌）を狙いたいところですが、事情に応じた選択も考えてよいと思います。

　では、各雑誌にはどのような特徴があるのか。またその特徴をどのように活用すればよいのかを考えてみましょう（図表7）。

> **NOTE**
> ▼4
> インパクト・ファクターについては、第1章のNOTE1を参照してください。

図表7 各雑誌の特徴

媒体	特徴
学会や研究会の機関誌	研究論文を掲載していること、査読システムを各学会が整備していることなどから、学術性が高く、掲載論文の評価も高くなる。一方、投稿から掲載までに時間を要することも少なくない。
紀要	機関内の相互査読での掲載審査が多いため、論文としての評価は低くなりがち。年度発行している紀要であれば、早く掲載されるメリットがある。
商業誌	査読の基準が学術誌に比べて緩やかである。月刊などの形で定期刊行されているため、早く掲載されるメリットがある。

学会や研究会の機関誌

　学会や研究会が発行している学会誌、研究会誌が該当します。学会、研究会も全国レベルか地方レベルか、総合的か専門分化した分野か、などによって掲載された論文に与えられる評価は異なりますが、大部分のこの種の雑誌では、**研究論文を掲載していること、査読システムを各学会が整備していることなどから、学術性が高く、掲載論文の評価も高く**なります。博士の学位論文は「日本学術会議の協力学会となっている学会誌に掲載された論文であること」(NOTE5)と規定している大学院も多くあります。

　しかし、査読基準も厳しくなり、査読(「査読─修正─再提出─再査読……」)のプロセスに長く時間を要することが多く、結果的に論文が掲載されるまでに想像以上の時間を要することもあります。雑誌によっては、研究のプロセス、成果および論文内容のすべてに高い質が求められ、査読段階で却下されることも少なくありません。早く論文が掲載されることを望んでいる場合には、投稿先として適さないこともあります(すぐれた研究論文ならば、もちろん早く掲載されるのですが)。

紀要

　紀要は大学や研究所や公的機関などが定期的に発行する学術誌です。研究論文も査読のうえで掲載しているところが多いのですが、機関内の相互査読で済ませる場合もあるため、評価が低い傾向は否めません。また、紀要をその研究機関の年間の業績を報告する場として位置づけ、研究論文のみならず、活動報告などを主に掲載しているものもあります。年度ごとに発行している紀要であれば、投稿すれば確実に年度末までに掲載されます。機関によっては年に複数号発行するところもあります。その意味では早期に公表されるというメリットもあると言えます。

NOTE

▼5
日本学術会議は、日本の人文・社会科学、自然科学全分野、約84万人の科学者の意見をまとめ、国内外に対して発信する日本の代表機関。1949年設立。健康生活委員会のなかに、看護学分科会が設置されています。

商業誌

　出版社が発行している看護学の専門雑誌は、査読システムも設けて研究論文を掲載しているものが多くあります。しかし、査読システムのあり方は、学術雑誌とは異なり基準が緩やかな場合が多いといえるでしょう。また、研究者からの投稿をもとに論文を収載している場合や、出版社側からの依頼論文の場合もあります。このような状況から、学術論文としては、一般に評価は低くなりがちです。しかし、商業誌も年間の発行数が複数号のものや毎月発行されるものもあり、早期の公表を望む場合は有用であると言えます。

　これらの、雑誌の種類による査読システムや掲載内容の特徴、発行状況の特徴を理解して、個人の望む状況と併せて、投稿先を決定するとよいでしょう。
　むろん、最終的な目標としては、レベルの高い学術誌に掲載されることを目指しましょう。

投稿規定に沿った執筆

　学術誌、紀要、商業誌問わず、どの雑誌であっても投稿規定があります。必ずしも厳格な規定がない場合でも、それに準ずる執筆要領はあるはずです。あらかじめ提示されている規定ですから、これにしたがわない形式で投稿することは許されません。
　卒業論文や修士論文は、学内の規定に基づいて書いていることと思います。これを学術誌に投稿する場合は、前述したように、分量や文章、形式をその発表媒体の規定に合わせなければなりません。あらためて、文章の推敲や図表の精選が必要になる場合もあるでしょう。

参考文献

1) アメリカ心理学会著(2009)/前田樹海他訳(2011). APA論文作成マニュアル,第2版.医学書院.
2) 桜井邦明(2007).アカデミックライティング.朝倉書店.
3) 川口孝泰(2009).アクセプトされる論文を書くために.看護研究, 42(2), 111-127.
4) 畠山雄二(2007).うまいといわれる科学論文の書き方.丸善.
5) 日本図書館協会ほか監修(2002).レポート・論文作成法──誰にでも書ける10のステップ.紀伊國屋書店.
6) 天野 浩文.日本語で論文を書こうとする人へ.九州大学情報基盤研究開発センター.
　http://isabelle.cc.kyushu-u.ac.jp/~amano/how_to_write/japanese.html
　(last accessed 2012/03/23)
7) 関西大学商学部.論文の書き方.
　http://www.kansai-u.ac.jp/Fc_com/pdf/h20_kakikata.pdf
　(last accessed 2012/03/23)
8) 科学技術情報流通技術基準
　http://sti.jst.go.jp/sist/
　(last accessed 2012/09/20)

索引

▼欧文

AND 検索（論理積）…………49,50,53
CINAHL ………………………………53
CiNii（サイニィ）………………52,55
CiNii Books……………………52,54,55
Evidence-Based Nursing………6,57,75
Evidence-Based Practice………6,57,79
Google Scholar ……………………… 52
JDreamⅡ…………………………51,55
NOT 検索（論理差）…………49,50,53
OR 検索（論理和）……………49,50,53
PECO……………………29,30,40,41,42,43
PICO……………………29,30,40,41,42,43
PubMed ……………………………… 53

▼あ

アウトカム ……………………… 30,31
アブストラクト ………………… 37,51
一次データ ………………………… 90
一次文献 ………………………… 37,51
医中誌 Web ……………………52,53,55
一対比較法 ………………………… 95
一般化 …………………… 66,76,107,128
── 可能性 ……………………… 107
因果関係 ………………… 26,72,78,131
インターネットを使った検索 …… 49
インタビューガイド ……………… 96
インパクト・ファクター ……… 6,180
引用・参考文献（リスト）…… 134,168

▼か

後ろ向き調査 ……………………… 74
英文抄録の書き方 ……………… 179
エディティング …………………… 101
演繹的推論 …………………… 62,63,65
横断研究 ………………… 70,72,73,74,77

回収率 ……………………………… 101
外的妥当性 ……………… 106,107,128
介入 ………………………… 29,42,71,72
── 群 ……………………… 42,131
── 研究（実験研究も見よ）……
……………………………… 70,72,129,131
概念枠組み ……………………… 76,77
確実性 ……………………………… 47
学問的推論方法 …………………… 62
仮説 ……………… 62,65,76,77,122,125,128
── 検証研究（実験研究も見よ）… 68,71
── の検証 ……………………… 62
── の設定 ……………………… 62
── のない量的研究 …………… 72
カテゴリー化 ……………………… 98
カテゴリーデータ ……………… 99,100
間隔尺度 ………………………… 100
看護記録および診療情報の
取り扱いに関する指針 ……… 119
看護研究 …………………… 2,4,6,80
── における倫理指針 …… 112,117
── のための倫理指針 …… 112,117
看護理論 ……………………… 7,8,9
看護倫理委員会 ………………… 118

▼

観察研究 …………… 68,70,71,72,73,75,77
── の研究計画書例 ………… 127
── のポイント ……………… 126
観察法 ………………………… 65,92
観測値 …………………… 107,108
関連 ………………………… 26,126
関連検証研究 ………………… 68,72
関連探索研究 ………………… 68,72
キーワード ……………………… 49,50
技術・実践報告 ………………… 162
記述的な研究デザイン ………… 26,72
基準関連妥当性 ………………… 107
帰納的推論 ………………… 62,63,65
客観性 …………………………… 46,64
グラウンデッド・セオリー・アプローチ
（GTA）…………………… 68,69,70,76
グラフの種類と作成方法 ……… 172
クリティーク（critique）…… 39,44,107
クリニカルクエスチョン ……… 60,68
結果 ……………………………… 46,166
── の信頼性 …………………… 75
結語（まとめ、結論）………… 167
欠損値 …………………………… 101
研究過程の記録 ………………… 119
研究記録 ………………………… 120
研究計画書 …………………………
………………17,18,61,82,86,112,123,127,130
研究実施可能性 ………………… 75
研究上の問い
（リサーチクエスチョンも見よ）…… 16,19
研究成果のプレゼンテーションの
相互評価票 ……………… 152,153

研究全体の流れ……………………… 18
研究対象者……………………………
　　　　　18,47,64,65,72,90,91,107,109
　── の自己決定の自由……………… 110
　── の選択…………………………… 90
研究テーマ…………………………2,5,82
　── の絞り込み……………………… 60
研究デザイン…………………………
　　　　　　　18,60,66,68,69,70,75,76,88
　── の実施順序性…………………… 76
　── の選択……………………… 68,69,75
　── の分類方法……………………… 62
研究発表……………………………… 176
研究方法…………………………18,61,166
研究目的…………………………… 18,166
研究倫理の歴史的背景……………… 110
研究論文………………… 5,6,156,162,165
検索式………………………………… 50
現実との関連性……………………… 47
現象……………………………………64,76
　── の測定…………………………… 64
現象学………………………………… 71
　── 的アプローチ………68,69,70,71,76
原著論文…………… 38,45,51,137,162,163
口演……………………… 140,141,143,150
交互作用……………………………… 74
考察………………………………… 46,167
構成概念…………………………… 77,78
　── 妥当性………………………… 107
構造化面接…………………………… 96
交絡………………………………… 107
　── 因子……………………………… 73
　── バイアス……………………… 107
コーディング………………………… 101
コクラン・システマティックレビュー… 79
国立国会図書館サーチ（NDL Search）… 52

国立国会図書館蔵書検索・申込
　システム（NDL-OPAC）……… 52,54,55
個人情報保護…………………… 114,116
コホート研究……………… 70,72,73,74,77

▼さ

再現性………………………………… 46
最新看護索引 Web………………… 52,55
最頻値……………………………… 104
索引誌………………………………… 37
作図の仕方………………………… 170
作表の仕方………………………… 170
雑誌……………………………… 38,180
査読…………… 36,38,140,176,180,182
散布図…………………………… 104,105
散布度……………………………… 104
サンプリング………………………… 74
自己決定の自由…………………… 109
システマティックレビュー
　（系統的レビュー）………………… 79
示説（ポスターセッションも見よ）… 144
実験研究（介入研究も見よ）………
　　　　　　　　　　　68,70,71,72,75,78
　── の研究計画書例……………… 130
　── のポイント…………………… 129
実態調査……………………………… 72
質的研究………………………………
　　　　　　44,47,62,63,64,65,66,68,69,70,77
質的研究と量的研究の特徴………… 65
質的研究と量的研究の併用………… 79
質的研究のクリティーク…………… 47
質問紙……………………… 92,93,126,127
　── 調査…… 92,94,95,99,100,126,127,133
四分位範囲………………………… 104
社会心理的尺度………………… 93,107

尺度…………………………… 93,126
謝辞………………………………… 168
出典………………………………… 134
順位法……………………………… 95
順序尺度…………………………… 100
情報バイアス……………………… 107
情報リテラシー…………………… 57
症例対照研究……………… 70,72,73,74
抄録………… 37,41,42,51,140,141,178
緒言（はじめに）…………………… 165
序列回答…………………………… 95
事例研究………………………68,69,77,90
　── の研究計画書例……………… 123
　── のポイント…………………… 122
新奇性…………………… 45,134,162,163
真の値…………………………… 107,108
信ぴょう性………………………… 47
信頼性…………… 45,60,75,94,106,108
推敲…………………………… 174,175,182
推論………………………………… 62
数量データ…………………… 99,100
砂時計モデル………… iii,16,17,24,35,39
図表作成の仕方…………………… 170
スライド…… 143,144,145,146,148,149,150
正規分布…………………… 103,104
生態学的研究……………………… 72
先行研究………… 34,35,76,122,132,134
潜在構造分析……………………… 66
選択バイアス……………………… 107
層化………………………………… 74
相関係数…………………………… 104
総説……………………………… 38,163
測定バイアス……………………… 107

▼た

対照群	42,73,131
代表性	91
代表値	104
多項選択法	95
妥当性	3,60,94,106,107,108
単記法	95
短報（速報論文）	163
中央値	104
調査票	101,109,126,127
著作権	134
追試	46
定性的分析	70
定量化	64
データクリーニング	99,102
データ収集	66,74,89,90,107
── と分析	64,65,66
── の技法・ツール	92
── の場所・期間	91
データ入力	102
データの整理	99
データの分析	99,103
データの前処理	101
データベース	37,49,51,52
テキストマイニング	66
適切でない問い	20,21,22
適切なキーワード	40
転用可能性	47
問いの形	25
問いのレベル	28,69
同意書	110,114,115
同意説明文書	114
投稿	176,180
投稿規定	182

透明性	120
図書館蔵書のデータベース検索	53
度数分布表	103

▼な

内的妥当性	106,107
内容妥当性	107
二項選択法	95
二次データ	90
二次文献	37,51
日本看護系学会協議会	10,11
日本における看護研究の進展	10
ニュルンベルク綱領	111

▼は

バイアス	107,128
曝露要因	29
半構造化面接	96
ピア・レビュー	175,176
比較対照	30,72,128
被験者（研究対象者を見よ）	
── 群	73
── の福祉の優先	111
非構造化面接	96,97
非実験研究（観察研究を見よ）	
ヒストグラム	103
評価研究	72
標準偏差	104
評定法	95
標本（研究対象者も見よ）	107
── 抽出	91
非ランダム化比較試験	70,72,73
比率尺度	100
フォーカス・グループ	97

普遍性	3
プライバシーの保護	114,116
プレゼンテーション	136,137,143,144,148,149,150,151,152
文化人類学研究	69,70,71
文献	34,35,37,38,39,40,41,42,55,132
── カード	56
── 研究	69,70,71
── 検索	48,49,55
── 検討	18,34,35,36,39,44,68,156
── 整理の仕方	55
── の活用方法	37
── の記録	42
── の種類	37
── 複写	52,54,55
分散	104
分類法	95
平均値	104
ヘルシンキ宣言	111,114,116
母集団	91
ポスター	143,144,145,146,147,150,151
── セッション	140,141,143,144,150,151,153
── の作り方	146
補正	74

▼ま

前向き調査	74
マッチング	74
マルチメソッド	79
ミックスドメソッド	79
無作為	42,72
名義尺度	100
メタ・アナリシス	79
メタ・シンセシス	79

面接法 ……………… 65,66,92,123,125
── によるデータ収集と分析の方法 … 96
盲検化 ……………………………… 72
盲検的ランダム化比較試験 ………… 75

▼や

よい研究計画書 ……………… 82,83,85
有効回答率 ………………………… 101

▼ら

ランダム（無作為を見よ）
── 化 …………………………… 72,73
── 化比較試験 ………… 70,72,73,75
利益相反 ………………… 112,120

リサーチクエスチョン
（研究上の問いも見よ）………………
　　　　18,20,21,26,28,31,35,36,43,69,72
── の構成要素 …………………… 28
── の構造化 …………………… 29,30
── の絞り込み ……………………
　　　　　　　　　　　　　20,24,35,39
── の問いの形 …………………… 25
量的記述研究 ……………………… 72
量的研究 ……………………………
　　　　44,47,62,63,64,65,66,68,69,70,71,74,77,91
── のクリティーク ……………… 45
理論研究 …………………………… 68
臨床試験（治験）…………………… 72
倫理委員会 ………………………… 117
倫理的配慮 ………… 46,75,88,109,140

歴史研究 …………………… 69,70,71
レビュー（総説も見よ）…………… 38
レベルⅠの問い ……… 27,28,72,122,125
レベルⅡの問い …… 26,28,30,72,104,126
レベルⅢの問い …… 26,28,30,72,129,131
レポートと論文の違い ……………… 157
連結可能匿名化 …………………… 116
連結不可能匿名化 ………………… 116
論証の原則 ……………………… 45,47
論文 …………… 156,157,159,162,163,165
── 仕上げのチェック項目 ………… 177
── の構成 ……………………… 164
── の仕上げ …………………… 174
論理の一貫性 ……………………… 46

JJNスペシャル
看護研究の進め方　論文の書き方

● 発　行　2012年10月15日　第2版第1刷Ⓒ
　　　　　2024年 4 月 1 日　第2版第12刷
● 編　著　早川　和生
　　　　　はやかわ　かずお
● 発行者　株式会社 医学書院　代表取締役 金原　俊
　　　　　〒113-8719　東京都文京区本郷1-28-23
　　　　　電話 03-3817-5600（社内案内）
● 印刷・製本　アイワード

本書の複製権・翻訳権・上映権・譲渡権・貸与権・公衆送信権（送信可能化権を含む）は株式会社医学書院が保有します．

ISBN978-4-260-01683-4

本書を無断で複製する行為（複写，スキャン，デジタルデータ化など）は，「私的使用のための複製」など著作権法上の限られた例外を除き禁じられています．大学，病院，診療所，企業などにおいて，業務上使用する目的（診療，研究活動を含む）で上記の行為を行うことは，その使用範囲が内部的であっても，私的使用には該当せず，違法です．また私的使用に該当する場合であっても，代行業者等の第三者に依頼して上記の行為を行うことは違法となります．

JCOPY〈出版者著作権管理機構　委託出版物〉

本書の無断複製は著作権法上での例外を除き禁じられています．複製される場合は，そのつど事前に，出版者著作権管理機構（電話 03-5244-5088，FAX 03-5244-5089，info@jcopy.or.jp）の許諾を得てください．

＊「JJnスペシャル AtoZ NURSING」は株式会社医学書院の登録商標です．